for me place ?

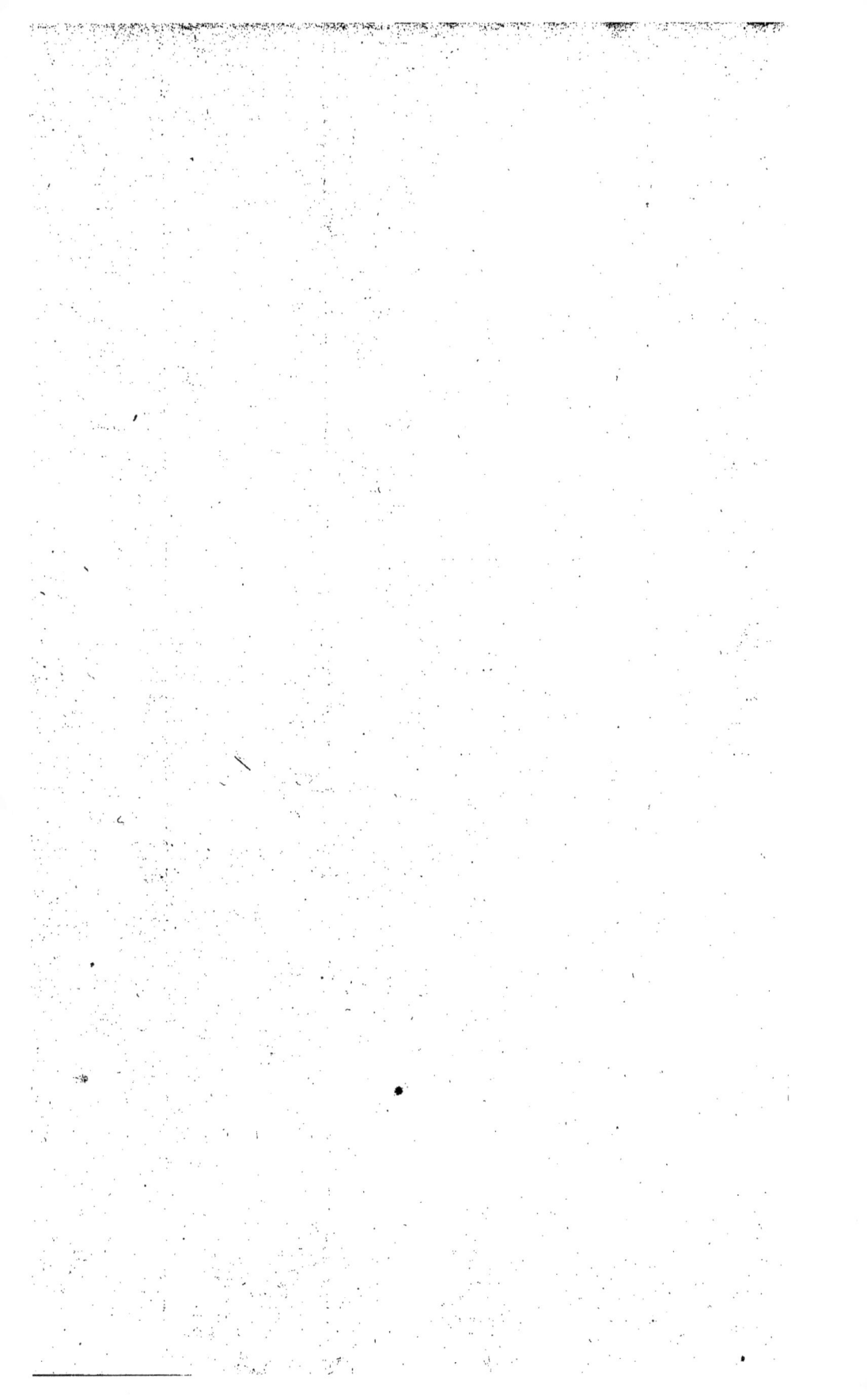

ESSAI

SUR LES

EAUX MINÉRALES D'AIX

EN SAVOIE

ESSAI

SUR LES

EAUX MINÉRALES D'AIX

EN SAVOIE

EMPLOYÉES

DANS LE TRAITEMENT DES MALADIES CHRONIQUES

ET PARTICULIÈREMENT DANS LE TRAITEMENT DU RHUMATISME CHRONIQUE

PAR LE Dr F. VIDAL, FILS

MÉDECIN A L'ÉTABLISSEMENT THERMAL

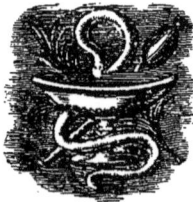

CHAMBÉRY

CHEZ PUTHOD, IMPRIMEUR-LIBRAIRE.

1851

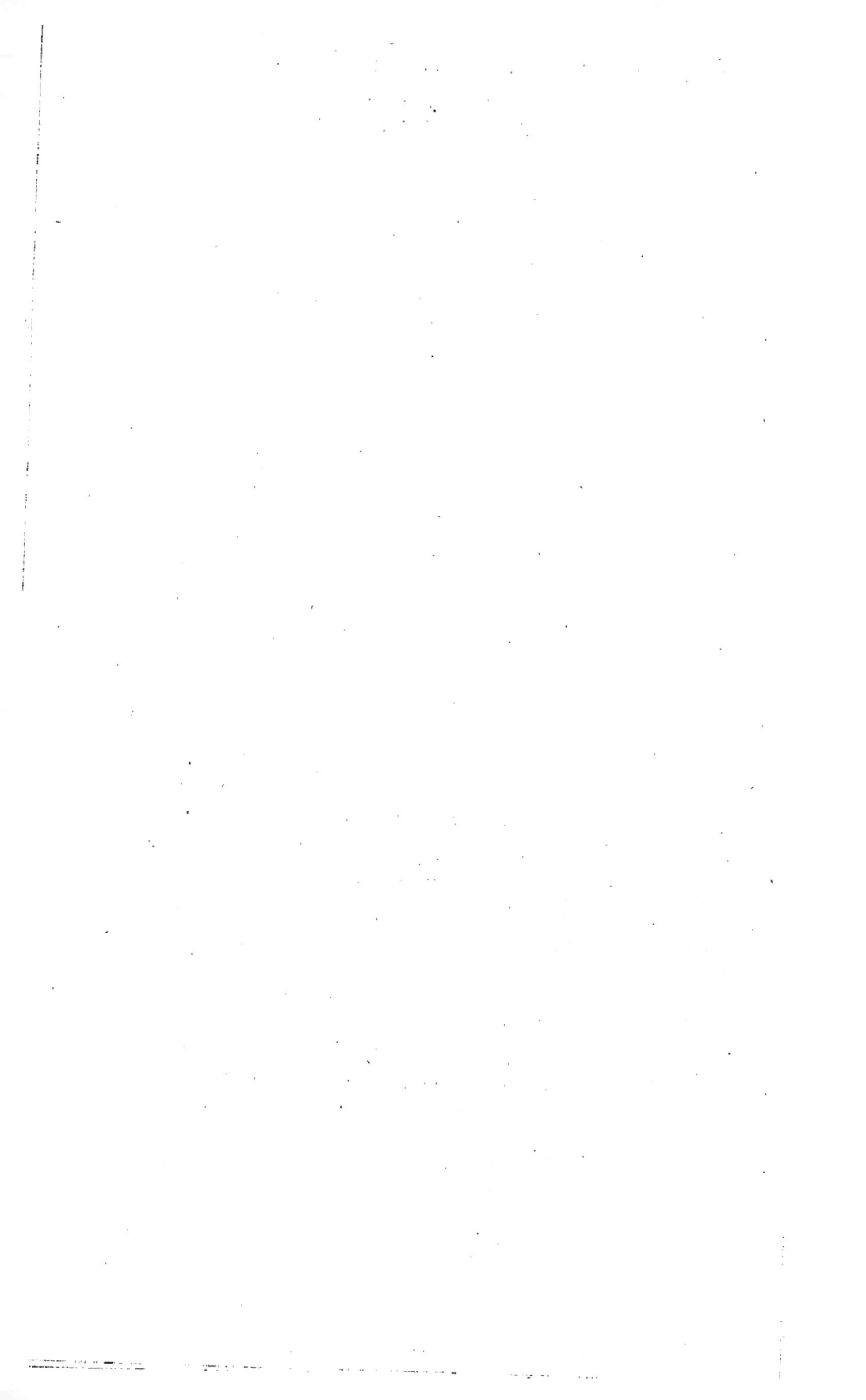

PRÉLIMINAIRE HISTORIQUE

> La chimie est pour les eaux minérales ce que l'anatomie est pour le corps humain, mais elle ne saurait tout nous révéler. C'est la physiologie des eaux qu'il faut particulièrement approfondir : il faut les étudier dans leur état de vie et d'action.
>
> ALIBERT.

Jean-Baptiste Cabias, médecin du Dauphiné, publiait à Lyon, en 1622, sa première édition des *Vertus merveilleuses des bains d'Aix en Savoie;* il y est dit que, sous le consulat de Jules César, les Romains, vainqueurs des Allobroges dans une sanglante bataille, firent construire, l'an 628 de Rome, *ces bains fameux et réputés fort médicinaux.*

Le livre de Cabias est le premier recueil d'observations médicales relatives aux bains d'Aix; la nature même de ce travail nous commande d'en reproduire ici quelques passages; c'est, du reste, comme nous

1

le verrons, le seul ouvrage important que nous ayons dans ce genre : l'auteur s'étend assez longuement sur les maladies auxquelles les eaux d'Aix sont bonnes ; *il parle des rétractions nerveuses, douleurs des jointures, paraplégies et parfaites paralysies,* etc., etc. Il donne la manière de prendre les bains ; c'est à peu de choses près celle d'aujourd'hui : il conseille aussi de suivre un régime tonique.

Le passage suivant doit être textuellement reproduit, comme observation exacte des phénomènes remarquables de la cure : « Qu'on vienne aux eaux content et joyeux, néanmoins avec le courage de supporter tout ce qui sera nécessaire, soit en l'usage des médicaments qu'on prend ordinairement avant d'entrer au bain, soit qu'il survienne des *inquiétudes, altérations, lassitudes, douleurs,* tantôt en un bras, tantôt en une épaule ou sur une cuisse et *par tout le corps,* etc. »

Nous trouvons aussi dans l'ouvrage de Cabias quelques indications sur l'époque de la maladie la plus opportune pour les eaux et la saison la plus convenable :

« L'on s'étonne, dit-il, qu'un paralytique ne guérisse pas aussitôt qu'il a été aux bains, le défaut provient de ce qu'on ne les prend pas à propos, ou que l'on y conduit les personnes qui n'en peuvent plus, etc. »

Il cite en style médical qui rappelle bien son époque, de nombreuses et intéressantes observations, entre autres celles-ci :

« MM. de Marteau et messire Claude du Terrier,
« âgés d'une trentaine d'années, étant tombés paraly-
« tiques de tout le corps, furent guéris ayant pris les
« bains environ le mois de juillet; Mme de Poligny,
« le fut d'un tremblement de bras; M. de Saint-Paul
« de la Côte-Saint-André, seigneur bien qualifié dans
« le Dauphiné, ayant pris les bains et les eaux pour
« des douleurs de sciatique, s'est porté tout dispos
« en l'armée du roi; Mlle Baly, de Vienne, a reçu
« tel profit de ces bains pour des nerfs retirés qu'elle
« avait, à tel point, qu'elle ne pouvait ni marcher ni
« se soutenir sur ses jambes, et qu'ensuite elle
« marchait fort bien et n'y sentit aucune douleur;
« M. Coquet, honorable marchand drapier de Lyon,
« a reçu telle bénédiction en ces bains, qu'ayant
« perdu la marche pendant huit mois, dans quinze
« jours qu'il prit les bains, il s'est trouvé remis en
« très bonne convalescence, non sans grande admira-
« tion de MM. les médecins de Lyon; M. Lanier, très
« docte et expérimenté médecin de Lyon, a usé de
« ses eaux avec succès pour sa sciatique; Mme la
« comtesse Bugne, du Piedmont, les ayant pris pour
« une faiblesse de reins, et Mme de Murinet, de
« Grenoble, ne pouvant tourner le col, par le débor-
« dement d'un rheume qui l'avait rendue asthmati-
« que, chantent toutes les deux les merveilles de Dieu
« en ses eaux pour avoir été débarrassées de leurs
« infirmités, etc., etc. »

Il mentionne aussi des guérisons de fièvre-tierce;

mais il est à remarquer que toutes les observations de Cabias paraissent se rapporter à des *douleurs*, *rétractions, paralysies.*

Nous avons, après Cabias, Dacquin, médecin des hôpitaux de Chambéry, qui écrivit, en 1773-1808, sur les eaux thermales d'Aix ; il traite de leur situation, de la manière dont on doit les prendre, des cas où les eaux sont très efficaces par leur usage externe, des cas dans lesquels elles sont salutaires prises intérieurement, et des cas où elles sont nuisibles. « Les douleurs rhumatismales, dit-il, sont en général les affections contre lesquelles la douche d'eau de soufre obtient les plus grands succès ; il est rare qu'elles résistent à leur action, même les invétérées, à moins qu'elles ne dépendent d'un virus vénérien dont l'action se réveillerait sous l'aspect de rhumatisme, après avoir laissé vivre jusqu'alors le malade dans une sorte de sécurité sur cette maladie. » Dacquin donne plusieurs observations de rhumatisme, ainsi du rhumatisme laiteux, du rhumatisme à la tête, du rhumatisme musculaire, etc ; des observations de goutte, de paraplégie, hémiplégie, etc., etc. Vient ensuite le livre intitulé : *Observations de médecine pratique ou Estelle,* par le docteur Despine père ; c'est une étude approfondie et consciencieuse de la maladie nerveuse, à forme cataleptique, de Mlle Estelle, et son traitement par le magnétisme, l'électricité et les eaux. Personne n'était plus capable que notre savant collègue de traiter un sujet aussi difficile et aussi obscur ; il a eu le grand mérite de guérir sa malade, et d'éclairer la question importante des paralysies nerveuses.

Nous avons aussi quelques bulletins du docteur Despine fils, et la notice de 1846 du docteur Guilland fils ; ce sont des observations de la saison et les effets primitifs de la cure. Il est à remarquer que l'on y retrouve surtout des affections rhumatismales, comme dans les ouvrages précédents.

Plus de cinquante auteurs, médecins, chimistes, historiens, naturalistes, archéologues et autres savants se sont occupés d'Aix ; les publications sont nombreuses et intéressantes ; mais, dans cette quantité d'écrits, les observations médicales se bornent aux précédentes. — Rien n'indique encore bien positivement l'action spéciale des eaux suivant les divers états morbides ; les indications suivant l'acuité et l'espèce, les dangers des cures, leur durée et celle des guérisons, les chances de succès ou d'insuccès, n'ont pas été bien déterminées et appuyées par des faits. Appelé depuis sept ans à aider ou à remplacer mon père, dont la pratique médicale à l'établissement thermal d'Aix date d'environ quarante-cinq ans, peu de médecins étaient dans des conditions aussi favorables que moi pour la publication d'un recueil d'observations authentiques. J'ai pu voir en peu d'années, sous sa direction sage et éclairée, soit à l'hospice Haldimand, soit en ville, un nombre immense de malades et constater des résultats surtout très anciens, ce qui est d'une importance majeure ; car, semblables en cela aux médailles antiques, les observations des eaux minérales retirent leur principal mérite de leur ancienneté. Quand un malade, atteint d'une affection aiguë, sort d'un hôpital, le jour suivant on peut déjà publier son observation et en apprécier toute la valeur ; mais il n'en est pas de même pour les affections chroniques, rhumatismes, dartres, goutte, scrofules, etc. ; elles sont presque toutes plus ou moins sujettes à récidive. Il faut de longues années pour les guérir, et de longues années pour constater ces guérisons ; les intermittences qui allongent certaines cures, et les distances souvent énormes qui nous séparent des malades empêchent aussi bien des fois d'en constater les résultats. Profitant donc de cinquante ans de bonne expérience, ayant vu revenir souvent des malades ou pu prendre des renseignements exacts après leur absence des eaux, depuis trente et quarante ans, il m'a été donné, sous mon excellent guide, de suivre le fil de plus d'une observation durant une vie entière, et même d'une génération à une autre ; c'est donc deux générations que je représente dans ce recueil.

Une affection surtout a été l'objet de mes remarques : je veux dire l'affection rhumatismale que l'on rencontre à toutes les eaux thermales, dont aucune classe n'est exempte, et dont le traitement est souvent si opposé et la guérison radicale si rare ; c'est d'elle surtout que je m'occuperai dans ce travail. Mais il importait, dans un état morbide si difficile à suivre dans ses mille formes , ou à reconnaître dans quelques manifestations isolées ; il importait surtout d'avoir un diagnostic sûr et exempt de toute contestation ; c'est pour ce motif qu'en tête de chaque observation , j'ai cru devoir reproduire la consultation apportée par le malade ; les noms cités sont assez imposants non-seulement pour garantir de l'erreur, mais pour donner une valeur théorique immense à mes faits.

CHAPITRE PREMIER

De l'Établissement thermal.

Il serait certainement à désirer que chaque médecin pût connaître les principaux établissements thermaux ; mais cette connaissance nécessiterait souvent de longs et coûteux voyages, une perte de temps considérable, et, sans entrer dans une foule d'autres considérations qu'il importe peu d'énumérer, ces voyages sont presque toujours impossibles ; nous croyons donc utile de donner ici une petite description de l'établissement, des sources, des services gratuits, de l'organisation médicale, de l'administration des bains, d'initier en un mot le public médical à notre thérapeutique, et de lui faire parcourir notre officine avant d'entrer en matière.

C'est seulement un coup d'œil rapide que nous voulons jeter sur l'établissement, parce que la description en a été faite avec beaucoup de vérité et de clarté par plusieurs auteurs ; c'est un sujet trop bien connu pour s'y arrêter longtemps.

I. — PROPRIÉTÉS PHYSIQUES.

L'eau des sources d'Aix est parfaitement limpide ; elle exhale une odeur d'œufs couvés qui est moins prononcée dans l'eau d'alun et beaucoup plus dans l'eau de Marlioz ; sa saveur est hépatique, douceâtre. La chaleur moyenne est de 45 degrés centigrades ; elle peut diminuer après les pluies abondantes. Celle de Saint-Simon est de 14 ; celle de Marlioz, de 17 degrés.

II. — PROPRIÉTÉS CHIMIQUES.

On compte depuis 1850 quatre sources principales, dont les analyses ont été faites par M. Bonjean, que nous ne ferons que reproduire :

1° Une source sulfureuse thermale, dite de soufre, de l'espèce des sulfhydriquées d'Anglada, parce que le principe sulfureux y est tout entier libre ou simplement dissout dans l'eau ;

2° Une autre source thermale, dite d'alun, de la classe des sulfureuses dégénérées, l'ingrédient sulfureux qu'elle renferme se détruisant, dans son cours souterrain, par l'oxigène de l'air qui y circule ; comme elle contient de l'acide carbonique libre, on peut encore la placer parmi les eaux gazeuses ;

3° Une source sulfureuse froide, dite de Marlioz, située à vingt minutes d'Aix, comprise dans les eaux sulfureuses, sulfhydratées, parce que l'acide sulfhydrique s'y montre à la fois libre et combiné ;

4° Enfin, une source ferrugineuse froide, dite de Saint-Simon.

Les analyses des sources de soufre, d'alun et de Saint-Simon ont été faites en 1838 ; celle de Marlioz a été faite en 1850 et 1851.

Analyse des Eaux d'Aix

D'après M. J. BONJEAN, Pharmacien-Chimiste à Chambéry.

SUBSTANCES CONTENUES DANS 1,000 GRAMMES D'EAU.	SOURCES DE			
	SOUFRE (1858)	ALUN (1858)	Sᵗ-SIMON	MARLIOZ (1850)
Azote...................	0,03204	0,08010	traces.	0,012
Acide carbonique libre...	0,02578	0,01334	0,00338	0,009
— sulfhydrique libre..	0,04140	»	»	0,010
Oxigène................	»	0,01840	»	»
Acide silicique..........	0,00500	0,00430	»	0,006
Sulfure de sodium cristall.	»	»	»	0,204
Carbonate de chaux......	0,14850	0,18100	0,00592	0,186
— de magnésie.....	0,02587	0,01980	»	0,012
— de soude cristal..	»	»	»	0,099
— de fer..........	0,00886	0,00936	0,00169	0,013
— de manganèse...	»	»	»	0,001
— de strontiane....	traces.	traces.	»	»
Sulfate de soude cristallisé	0,09602	0,04240	»	0,043
— d'alumine......	0,05480	0,06200	»	»
— de magnésie crist	0,03527	0,03100	»	0,028
— de chaux........	0,01600	0,01500	0,00127	0,002
— de fer cristallisé.	traces	traces.	»	0,010
Chlorure de sodium......	0,00798	0,01400	»	0,018
— de magnesium cr.	0,01721	0,02200	»	0,019
— de calcium.......	»	»	0,00127	»
Phosphate de chaux.......				
— d'alumine.......	0,00249	0,00260	»	»
Fluorure de calcium.....				
Iodure de potassium......				
Bromure de potassium....	quant. ind	quant. ind	»	quant. ind
Glairine...............				
Acide apocrénique.......	»	»	traces.	»
Perte.................	0,01200	0,00724	»	0,017
Total.....	0,43000	0,41070	0,01353	0,429
Température thermom. R.	36°	37°	12°	14°

Francœur a noté que, dans les cavités où passe la source de soufre et dans les cabinets de vapeurs, il y a formation spontanée d'acide sulfurique, les murs se couvrent de cristaux, ainsi que les fers et les cuivres : ces cristaux sont des sulfates, des sulfites et des sulfures ; les premiers sont fortement acides. Cette source se distingue encore de celle d'alun par la présence d'un iodure et d'une assez grande quantité de sulfuraire, étudiée soigneusement par M. Bonjean.

Les bulles qui se dégagent de l'eau de soufre ont été reconnues par Gimbernat pour être de l'azote.

D'après Francœur, qui en a fait approximativement le calcul, la source de soufre donne 20 litres par seconde, 12 hectolitres par minute, 1 million 728,000 litres par 24 heures ; la source d'alun, un peu moins. Celles de Saint-Simon et de Marlioz sont beaucoup moins abondantes et ne peuvent servir qu'à la boisson.

Lors du tremblement de terre du 19 février 1822 et de celui de Lisbonne, 1755, les eaux d'alun n'ont éprouvé aucun changement dans leur température ni dans leur limpidité, tandis que celles de soufre sont devenues troubles peu de minutes après l'ébranlement ; elles charriaient des sables qui ont formé d'abondants dépôts. [1]

---

[1] Voir, pour plus de détails, le *Mémoire sur les tremblements de terre ressentis en Savoie*, par Mgr Alexis Billiet, archevêque de Chambéry, lu dans la séance de l'Académie royale de Savoie, du 7 janvier 1848.

III. — ÉLÉMENTS ACTIFS DES EAUX D'AIX.

Extrait de la notice de Francœur : « Il paraît que les eaux de soufre contiennent à la fois de l'azote et du gaz hydrogène sulfuré; celui-ci, mêlé aux vapeurs d'eau chaude par le refroidissement que cause la détente de la vapeur, en se répandant dans l'air à la sortie de la source, et aussi par l'action chimique de l'atmosphère, donne naissance à de l'acide sulfurique.

« En considérant le peu de parties salines dissoutes dans les eaux thermales d'Aix, il est difficile de croire que ces sels aient une action utile dans les maladies. S'il m'est permis d'émettre sur ce sujet médical une opinion à laquelle je ne veux pas donner une trop grande importance, je dirai ce qu'une expérience de *six* années m'a fait penser des cures étonnantes qu'on obtient par les eaux thermales d'Aix. Les sels qui s'y trouvent ne servent qu'à donner à ces eaux une saveur qui les rend potables, sans nausées, à une température assez élevée, et à en retarder le refroidissement. Mais ces eaux tirent leur principale vertu des gaz qu'elles contiennent, etc. »

Le mode même d'administration de ces eaux ne serait-il pas déjà en faveur de cette opinion? et l'organe pulmonaire, comme nous le verrons, incessamment sollicité par ces gaz, n'est-il pas celui auquel s'adresse directement la médication?

Il ne nous est sans doute pas permis, ainsi que l'a

observé le savant illustre que nous venons de citer, d'émettre une opinion trop absolue, et d'attribuer toute l'efficacité des eaux à un élément déterminé ; car il y a dans ces eaux, comme dans beaucoup d'eaux minérales, la combinaison des éléments constituants, un calorique particulier, un fluide électrique peut-être, et enfin des principes qui échappent encore à l'analyse. Mais nous pensons, avec Alibert, que chaque source est le centre d'un travail spécial ; nous voyons aussi qu'on s'est toujours étudié à chercher un élément prédominant à chaque source : le bicarbonate de soude des eaux de Vichy ; le chlorure de sodium du Mont-d'Or ; le sulfure de sodium de Baréges, de Bagnères-de-Luchon, etc. ; le carbonate de fer de Spa, etc., etc. ; et l'action analogue des préparations artificielles pour des maladies semblables à celles que ces eaux guérissent. Nous savons en outre que le soufre et ses combinaisons sont le remède spécifique du rhumatisme chronique pour beaucoup de médecins. Hufeland, ce grand praticien des temps modernes, conseille le soufre à l'intérieur et les eaux d'Aix-la-Chapelle. Nous avons lu dans le *Traité des maladies rhumatoïdes*, de M. Gosse, de Genève, que M. Edwards, de Paris, obtient les résultats les plus remarquables des eaux sulfureuses d'Enghien dans les maladies rhumatismales : « Nous sommes journellement témoins, ajoute-t-il, des services que rendent dans les mêmes cas les eaux thermales sulfureuses. » Tout nous porte donc à croire que le gaz hydrogène sulfuré est l'élément actif de nos eaux dans le rhumatisme chronique.

L'observation suivante tirée de l'ouvrage de M. Gerdy, inspecteur des eaux d'Uriage, nous paraît trop importante, quelle que soit l'interprétation à laquelle elle pourra donner lieu, pour ne pas être citée : « Tourmenté par un rhumatisme, un malade s'était rendu à Uriage et avait subi un traitement de bains et de douches. Il n'éprouva d'abord aucun soulagement ; mais, au bout de deux mois, il fut pris d'un mouvement fébrile assez prononcé, puis d'une transpiration excessivement copieuse et tellement chargée de soufre, qu'elle en était infecte, et que les premières personnes qui entrèrent le matin dans sa chambre, reculèrent devant l'odeur suffocante du soufre dont elle était remplie ; en même temps, les douleurs rhumatismales avaient disparu. »

IV. — DESCRIPTION DE L'ÉTABLISSEMENT.

Les eaux d'Aix sont administrées dans trois établissements : 1° l'établissement royal ou grand établissement qui est alimenté par les deux sources, soufre et alun ; 2° le petit établissement spécialement destiné au service de l'hôpital, quand l'eau d'alun est indiquée, parce qu'il n'est alimenté que par cette eau ; il est composé de quatre douches et deux piscines ; 3° enfin, les thermes Berthollet (du nom du savant illustre dont la Savoie s'honore), destinés surtout aux douches de vapeur locales, avec l'eau d'alun ; on en compte deux.

Trois fontaines servent à la boisson des eaux dans l'intérieur de l'établissement ; trois dans l'intérieur de la ville.

Le grand établissement se compose de trente-six pièces formant quatre divisions : les Albertins, les Princes, le Centre et l'Enfer. La source fournit de l'eau courante à vingt-huit robinets d'un pouce et plus de diamètre.

Il y a six baignoires et deux piscines à eau courante ; tous les autres cabinets, excepté trois destinés aux douches locales, servent à la douche ou bien à la douche et à l'étuve, si l'on veut associer ces deux moyens ; le Vaporarium même peut être utilisé pour la douche.

La température ordinaire des cinq douches des Albertins est de 24 à 25 degrés centigrades. Cette division convient surtout aux enfants, aux vieillards, aux femmes délicates. La température ordinaire des douches des Princes est de 26 à 28 degrés ; elles sont spécialement destinées aux fractures, ankiloses, paralysies, aux douches vaginales. La température des quatre douches du Centre est de 28 à 35 degrés. Elles sont indiquées pour les rhumatismes, scrofules, dartres.

La température de l'Enfer et du Vaporarium peut aller jusqu'à 42 degrés. *Id.* rhumatismes, scrofules, dartres.

V. — MODE D'ADMINISTRATION DE LA DOUCHE ET DE L'ÉTUVE.

Le malade, assis sur un petit tabouret, les pieds dans l'eau jusqu'au-dessus des malléoles, peut, sans recevoir la douche, laisser se dégager la vapeur de l'eau qui tombe à ses côtés, prendre ainsi tout simplement l'étuve; ou bien il peut avoir un ou deux doucheurs qui dirigent l'eau avec de longs tubes de ferblanc, en forme de cornets, sur les diverses parties du corps, pendant qu'ils frictionnent la peau, massent les chairs et plient les articulations. Mais, au bout de cinq, dix ou quinze minutes, suivant que le malade est douché ou ne fait que respirer la vapeur qui l'entoure, une sueur plus ou moins abondante couvre tout son corps; il est alors enveloppé de serviettes, draps et couvertures, et transporté dans une chaise bien fermée jusqu'à son lit, où il achève le paroxisme de la fièvre.

VI. — SERVICE GRATUIT. — HOSPICE.

Il sera utile pour les praticiens étrangers qui chaque jour sont dans le cas d'envoyer aux eaux des malades indigents, de reproduire les articles du règlement de l'administration des bains qui concernent le service gratuit, sur lequel du reste mon honorable confrère et ami, le docteur Guilland fils, a déjà fourni des notes instructives. C'est surtout dans la classe pauvre que

toutes les mauvaises conditions réunies rendent sujette
aux affections rhumatismales graves, que les eaux
d'Aix rendent d'immenses services. On ne saurait donc
trop faire connaître les moyens qu'elle peut avoir de
venir les prendre de la manière la moins coûteuse :

« Art. 13. — Tous les malades indigents des Etats
de Sa Majesté, tant en deçà qu'au delà des Alpes, ont
droit à l'usage gratuit des eaux, sous les conditions
suivantes : le malade présentera un certificat de bonnes
vie et mœurs délivré par le syndic de son domicile,
constatant son indigence ; ce certificat doit être visé
par l'intendant (ou le préfet), etc., etc. Les pauvres
étrangers pourront être admis à moitié prix, aux mêmes conditions. »

Outre ce service gratuit, nous avons encore à Aix
un hospice, qui s'ouvre le 1ᵉʳ juin, et se ferme le 30
septembre. Il date de 1829, à la suite d'un don de
10,000 l. fait par un Anglais, M. William Haldimand,
pour l'acquisition d'une maison et l'achat du mobilier
de 14 lits. Les places y sont à 1 franc par jour, outre
5 francs d'entrée destinés au renouvellement du mobilier. Les malades, sans distinction de pays ni de
culte, sont reçus sur la seule présentation d'un certificat d'indigence délivré par le syndic ou le maire,
visé par l'intendant ou le préfet. Moyennant cela, tout
y est gratuit. Deux médecins, les docteurs Despine
père et Vidal père, y ont été attachés par l'intention
du fondateur ; ils font le service à tour de rôle tous
les deux ans. Il faut, pour être bien sûr d'avoir une

2

place, se faire inscrire deux ou trois mois avant la saison, en écrivant au directeur de l'hospice, à Aix, qui écrit ensuite au demandeur quand son tour arrive ; ce qui est réglé par l'ancienneté de la demande.

Il y a à l'hospice d'autres places purement gratuites, parce qu'on y a reporté les dons faits par la reine Hortense en 1813 et en 1834, ceux du roi Charles-Félix, de M. le marquis de Costa, etc. C'est M. l'intendant général de Chambéry qui concède ces places, et c'est à lui que les demandes relatives doivent être adressées, par l'intermédiaire des autorités communales, appuyées de certificats de l'autorité civile du lieu et du médecin.

Le prix de la fondation d'un lit a été fixé à 2,000 francs pour 100 jours d'occupation, en faveur des villes ou institutions de bienfaisance qui voudraient en acquérir le droit à perpétuité.

N. B. — M. William Haldimand a été guéri à Aix d'une sciatique intense et rebelle à tous les remèdes jusque-là usités. Cette guérison ne s'est pas démentie jusqu'à ce jour. C'est peut-être en reconnaissance de sa durée, que cet homme, éminemment bienfaisant, dont la philanthropie s'étend partout où elle est mise à l'épreuve, a encore fait don en 1850 d'une somme de 5,000 francs à l'hospice.

VII. — ORGANISATION MÉDICALE. — COMMISSION ADMINISTRATIVE.

Nulle part, les soins médicaux ne sont plus multipliés qu'à Aix, le nombre des médecins y est même assez considérable : on en compte aujourd'hui dix dont les noms sont inscrits sous le péristyle d'entrée des Bains. Chaque médecin est visible à l'établissement, surtout dans la matinée, de cinq à dix heures, pour y donner des consultations, recevoir les observations, modifier quelquefois les ordonnances de la veille et surveiller en même temps ses malades, qui passent avec ordre et régularité, mais indistinctement, c'est-à-dire sans assignation particulière d'un médecin-inspecteur, comme cela se pratique ailleurs, et seulement suivant le tour d'inscription du matin ou de la veille pris par le sécheur ou domestique de l'hôtel ; car, comme l'a dit M. le baron de Chasseloup, à Aix, tous les baigneurs sont égaux devant la douche.

Un de ces dix médecins cependant porte le titre de directeur ou inspecteur ; il est de nomination royale. C'est aujourd'hui M. Despine fils, en remplacement de M. Despine père, démissionnaire, et dont nous conserverons toujours un profond souvenir ; son zèle scientifique, son dévoûment sans bornes à la classe indigente, ne sont-ils pas dignes d'admiration ?

Dirigée sans doute par le double principe d'équité et d'intérêt public, que l'autorité qui a, de temps immémorial, investi chacun des médecins d'Aix du libre exercice professionnel à l'établissement thermal, contrairement à ce qui existe dans beaucoup d'autres thermes, reçoive le tribut de notre reconnaissance. L'étude des eaux minérales n'a en effet qu'à gagner à ce qu'un plus grand nombre d'hommes soient appliqués à lever le voile qui l'obscurcit ; en outre, le zèle, l'assiduité, l'attachement même, la vigilance et toutes les qualités précieuses que l'on réclame de celui qui pratique l'art si difficile de guérir, n'acquièrent-elles pas un plus grand développement, quand elles sont mises en jeu par le stimulus incessant d'une noble émulation? Par le fait de ce libre exercice, une médication aussi active ne peut qu'être mieux dirigée et moins dangereuse ; plusieurs générations de médecins peuvent aussi de père en fils s'éclairer et même se familiariser avec son application. Et, d'ailleurs, la première condition du succès médical n'est plus dans la jouissance du monopole, mais dans l'unique ambition de guérir.

Quant à l'administration des Bains, elle est confiée par le gouvernement à M. l'intendant général de la division siégeant à Chambéry ; il est remplacé sur les lieux par une commission administrative, dont les fonctions purement gratuites sont de veiller à l'exécution des dispositions prises par M. l'intendant, de s'assurer de l'exactitude de la comptabilité et du zèle des employés, et de prendre l'initiative pour les diverses améliorations à faire dans l'établissement. Les membres de cette commission sont au nombre de sept. Trois en font partie de droit : M. le curé, comme régu-

lateur des bonnes mœurs; M. le syndic, comme chargé
par sa position des intérêts de tous ses administrés; et
le médecin-directeur de l'établissement, comme étant
plus spécialement chargé de tout ce qui se rattache à
l'aménagement des eaux. Les quatre autres membres
sont choisis dans le nombre des habitants les plus recommandables d'Aix par M. l'intendant général, qui
nomme aussi le président de la commission. [1]

Plusieurs médecins ont été successivement appelés
à en faire partie, à partager ses travaux et à l'éclairer
de leurs connaissances spéciales : le docteur Dardel,
ravi prématurément à une nombreuse clientèle; notre
estimable collègue le docteur Davat, et le docteur
Vidal père, qui en fait partie depuis 1827.

Grâce à ce système, l'établissement thermal d'Aix a
vu sa prospérité augmenter chaque année; adminis-
trateurs et médecins, y voyant la source de la prospérité commune, se sont toujours empressés d'y appor-
ter leurs lumières. Il est ainsi resté en rapport avec
les besoins et les exigences de l'époque.

---

[1] Administrateur depuis près de trente ans, M. Dégaillon, président
de la commission, n'a cessé de développer le plus grand zèle et la plus
grande activité administrative.

CHAPITRE DEUXIÈME

Action physiologique des eaux sur l'homme sain et sur l'homme malade.

Le médecin des eaux minérales doit connaître deux choses : 1° les propriétés de l'agent thérapeutique dont il est le dispensateur, 2° le sujet auquel il l'applique.

Cette double étude consiste, pour le chimiste, dans l'appréciation du gaz, du sel, du métal, du métalloïde, qu'il appelle le principe actif de l'eau ; d'autre part, de l'élément analogue dont l'homme a besoin ; pour lui, combinaison, équilibre, saturation chimique, voilà toute la médication.

Le médecin physiologiste étudie à un point de vue plus en harmonie avec la nature de l'homme ; la composition des humeurs le préoccupe moins que l'état de l'appareil destiné à les produire ; le défaut ou l'excès de force, l'hyposthénie, ou l'inflammation soit locale, soit généralisée, sont les qualités dont il s'inquiète. Trouver l'agent excitateur ou hyposthénisant approprié, le doser convenablement, généraliser ou localiser son action, voilà le problème qu'il se propose. Je suppose que l'eau minérale à laquelle il donne la préférence soit franchement excitante; il pourra se faire que quelque organe, par une prédisposition native ou acquise, manifeste sous cette influence une susceptibilité imprévue. S'il dirige le stimulus sur un organe, ou même sur une des extrémités, dans un but de révulsion, il pourra réveiller une susceptibilité générale trop vive, qu'il importait d'éviter, ou causer une métastase funeste. La connaissance intime des idiosyncrasies du sujet, des prédispositions, des imminences morbides, des maladies passées et des maladies actuelles qu'il ne faut pas guérir, n'est donc pas moins nécessaire que la connaissance des propriétés du médicament énergique qu'on veut appliquer.

Tant pis donc pour le médecin des eaux si, trop peu en garde contre tant d'écueils, il les livre trop à la discrétion de son malade; tant pis encore si, moins occupé de guérir que de s'abriter sous une fausse prudence, il n'a à sa disposition qu'une seule et même formule, banale et à coup sûr innocente.

L'expérimentation des eaux sur l'homme sain nous apprend la propriété qu'ont ces eaux d'augmenter ou de diminuer l'activité fonctionnelle de tel appareil, de tel organe, de tel tissu, ou de l'économie tout entière, à un degré variable, avec d'infinies modifications suivant les individus; mais elle nous laisse ignorer ce qui se passe dans quelques maladies. Pourquoi tel malade même ayant la fièvre supporte-t-il mieux la médication que l'homme sain? Comment guérit-il sans crise, sans perturbation apparente? Ici le fait physiologique ne peut plus nous guider; il faut un nouveau nom à cette action nouvelle : c'est l'action silencieuse du mercure quand il guérit la syphilis, d'autant mieux qu'il purge moins; c'est l'action spécifique, en un mot, telle que Barthez la définit dans son *Traité des Maladies goutteuses.*

Nous sommes convaincus que les eaux procurent souvent la guérison du rhumatisme chronique par cette action intime et cachée. Il est vrai que, n'ayant pas vu le rhumatisme produit sur l'homme sain par l'administration des eaux d'Aix, nous manquons du critérium d'Hanneman pour prouver cette spécificité; mais nous y suppléerons par un choix de cures faites sur le rhumatisme chronique auquel s'appliquent ces réflexions.

Ceci ne diminue en rien, pour nous, l'importance des phénomènes physiologiques : il faut les connaître et les analyser, pour les diriger et en prévenir les fâcheux écarts; mais la question de spécificité est trop souvent oubliée; et, comme l'action physiologique se manifeste par des phénomènes énergiques, le vulgaire ne va pas au-delà, il ne voit qu'elle.

I. — ACTION SUR L'HOMME SAIN SUIVANT L'ÉTUVE, LA DOUCHE, LE BAIN, LA BOISSON (L'EAU DE MARLIOZ).

Le sujet sur lequel nous expérimentons résume ce que nous avons toujours observé sur les autres et sur nous-même : c'est un homme sain, dans la vigueur de l'âge, d'un tempérament mixte ; soumettons-le 1° à l'étuve, 2° à la douche.

I. — *Action de l'étuve.* — Pendant dix à quinze minutes, chaque jour, il éprouve une série de phénomènes qui peuvent se classer en trois périodes : phénomènes d'excitation pendant les quinze premiers jours ; phénomènes de saturation sulfureuse, de fièvre thermale les jours suivants ; enfin, phénomènes qui arrivent après la cessation des eaux.

1° *Phénomènes d'excitation.* — En entrant dans l'étuve, il y a un peu d'angoisse due à la difficulté de respirer dans cette atmosphère : les inspirations sont plus larges, il faut suppléer à la raréfaction de l'oxigène, les battements du cœur deviennent plus énergiques, la tête chaude, la face colorée ; la peau se couvre de gouttelettes ; il y a tension générale, si l'on peut dire ainsi ; après le bain de vapeur, mouvement d'expansion vers la périphérie, la respiration est plus facile, le pouls développé, mais moins dur ; la peau est injectée, chaude, d'une chaleur halitueuse ; elle laisse exhaler une abondante sueur.

Cette fièvre factice s'apaise au bout d'une heure, et,

jusqu'à l'étuve du lendemain, il y a une excitation continuée, mais dont le sujet n'a conscience que par un sentiment de force et de bien-être, parce qu'elle est répartie partout. La tête est légère, le travail intellectuel facile, l'appétit est accru, la digestion se fait bien, les selles sont plus naturelles, la sécrétion urinaire un peu plus abondante, les fonctions génitales se ressentent aussi de ce réveil général ; la sécrétion pulmonaire est plus copieuse, l'expectoration facile, la peau a de la souplesse et de la moiteur.

Si l'on arrêtait l'épreuve, au bout de dix à quinze jours, la stimulation irait s'éteignant peu à peu, suivant la loi de déclin des vitesses communiquées.

2° Si, au contraire, on la poursuit, la deuxième période ne tarde pas à commencer ; elle s'annonce à la pesanteur de la tête, au battement des tempes, à un sentiment de chaleur dans la poitrine et de picotement à la gorge, accompagné de toux et de soif vive, chaleur aussi et picotements à la peau, dont la sécrétion peut être plus ou moins abondante ; les autres sécrétions sont diminuées, les fonctions digestives souffrent, il y a commencement d'état saburral : c'est une fièvre, un état d'imminence morbide qui peut amener l'inflammation d'un organe, une méningite, une hépatite, une métrite, etc., s'il n'y a pas élimination ou crise par la peau ou les muqueuses, pour détruire l'éréthisme. Les antiphlogistiques et les émollients unis aux antispasmodiques font assez promptement justice de cette *fièvre de saturation*.

Nous n'avons pas parlé de l'éruption dite *poussée* des eaux à propos de cette fièvre, parce qu'elle ne paraît pas liée au fait de la fièvre. Nous l'avons vu survenir plusieurs fois le deuxième jour de la cure ; d'autres fois, nous avons continué le traitement pendant vingt jours, sans que la fièvre survînt. L'éruption est donc un phénomène isolé, peu grave en lui-même, dont l'importance nous a paru du reste médiocre pour la cure.

II. — Si, au lieu de l'étuve, on expérimente l'action de la douche, les phénomènes seront les mêmes, mais offriront plus d'intensité et surtout une perturbation plus grande.

L'étuve, en effet, porte partout son action, sur la peau et sur la muqueuse pulmonaire, et secondairement sur toute l'économie par absorption ; elle fait vibrer à l'unisson toutes les cordes de l'économie. La douche a bien aussi cette action stimulante générale, car le douché est toujours plongé dans la vapeur ; mais elle y joint une stimulation locale, autrement énergique, produite par le jet de l'eau, la percussion, le massage. La douche s'adresse donc directement à la peau et stimule autrement que l'étuve ; aussi est-elle plus difficilement supportée, toutes choses égales d'ailleurs. J'ajoute, et cette considération a pour moi une telle valeur, que je préfère l'étuve, tant que l'indication n'est pas purement locale, j'ajoute que la douche respecte moins que l'étuve la nature médicatrice qui détermine les crises favorables. En effet, l'étuve sature peu à peu l'économie du principe médicateur ; elle arrive sans tumulte, sans crise, à cet état de saturation ; la nature est libre d'agir à sa guise, de porter où elle veut, sur la peau, sur les muqueuses digestive, urinaire, pulmonaire, etc., son action médicatrice. La douche, par son appel violent à la peau, paraît troubler cette harmonie silencieuse ; elle commande le lieu, la nature, la quantité, le moment de l'évacuation. Quoi qu'il en soit de cette explication, nous donnons la préférence à l'étuve sur la douche, quand il s'agit de déterminer une action générale, pas trop vive ni perturbatrice. Si, au contraire, on avait lieu de craindre qu'une stimulation générale et diffuse ne fût dangereuse pour un organe faible, si on avait lieu de craindre une réaction négative de cet organe à un appel direct, il faudrait préférer la douche avec le moins de vapeur et de généralisation possible ; il serait alors fait un appel dérivatif et limité ailleurs.

III. — Les bains agissent par l'absorption cutanée, et produisent une stimulation beaucoup plus légère et spécialement sur cet organe.

IV. — Jusqu'à ce jour, la boisson a joué un rôle bien minime dans les cures faites aux eaux d'Aix. Elle paraît stimuler légèrement les voies digestives et urinaires, favoriser les sueurs et aider à la saturation sulfureuse. Mais, grâce aux laborieuses et intelligentes recherches de M. de Saint-Quentin, fixé depuis trop peu de temps dans nos contrées, grâce à son esprit merveilleux des découvertes, nous possédons un puissant moyen thérapeutique de plus, une nouvelle source d'eau sulfureuse *froide*, analysée par M. Bonjean et employée depuis 1850 par la majorité des baigneurs venus aux eaux d'Aix. Observons, en passant, qu'elle contient des traces notables d'iode et de brome; ayant assisté aux expériences publiques faites par M. Bonjean, nous avons pu nous en convaincre. La présence du bicarbonate de soude a encore été prouvée; quant au principe sulfureux, qu'il nous suffise de reproduire ici le tableau comparatif de la quantité de soufre contenu dans l'eau de Marlioz et les principales eaux sulfureuses de France.

Extrait de l'analyse de M. Bonjean.

LOCALITÉS.	DÉPARTEMENTS.	POIDS DU SOUFRE POUR 1,000 GRAMMES D'EAU.
Marlioz	Savoie-Propre	0,037
Vinça	Pyrénées-Orientales	0,009
Vernet	Id.	0,022
Bagnères de Luchon	Haute-Garonne	0,028
Baréges	Hautes-Pyrénées	0,007 à 0,015
Cauterets	Id.	0,007
Saint-Sauveur	Id.	0,007 à 0,008
Barzon	Id.	0,009
Bonnes	Basses-Pyrénées	0,007
Ax	Ariéges	0,005 à 0,010
Allevard	Isère	0,033
Uriage	Id.	0,013

L'analyse chimique accorde donc à ces sources une grande valeur; c'est maintenant à l'autorité des faits multipliés, à l'expérience clinique à leur donner une place dans la thérapeutique; pour ce travail, la sanction du temps est nécessaire. Ce que nous avons observé jusqu'à ce jour, c'est une action stimulante tonique, marquée sur l'organe digestif; et même les estomacs les plus nerveux et les plus irritables l'ont bien supportée; sur plus de deux cents malades à qui nous en avons fait boire, cet effet a été notable; une seule, jeune femme délicate et impressionnable, en a constamment obtenu un effet purgatif à la dose d'une verrée. L'action diurétique a été aussi très appréciable. Un écoulement chronique de l'urètre a été modifié et guéri en une semaine sous leur seule influence; nos malades, atteintes de pertes blanches occasionnées par un peu d'asthénie, s'en sont très bien trouvées; nous n'avons eu qu'à nous en féliciter chez nos rhumatisants, et nous espérons que ces eaux joueront un grand rôle dans la cure des rhumatismes des viscères, et spécialement de l'estomac, de la vessie, de l'utérus, etc. Nous les avons aussi employées avec succès dans l'acné. Le travail de M. Boussingault, communiqué à l'Académie des Sciences le 2 mars 1848, leur accorderait de l'importance dans les affections qui ont pour but l'altération du système osseux, à cause de la quantité notable de bicarbonate de chaux qu'elles contiennent.

Après cette digression qui nous a paru nécessaire, nous revenons à notre sujet, et nous dirons que les phénomènes de stimulation de l'étuve et de la douche seront modifiés par les prédominances sanguines et nerveuses ; les sanguins surtout supportent beaucoup moins bien les eaux ; les nerveux veulent aussi beaucoup de ménagements et craignent surtout la douche. Chez les enfants, l'action sulfureuse est notable et rapide.

Troisième période après les eaux. — Elle durera plusieurs mois ; c'est une continuation de l'excitation thermale sulfureuse. Les sueurs se répètent quelquefois avec une certaine périodicité aux heures de l'étuve et de la douche ; d'autres fois, c'est par une diarrhée prolongée que se fait la crise ou élimination ; enfin, après des oscillations plus ou moins marquées, l'équilibre se rétablit.

II. — ACTION SUR L'HOMME MALADE.

L'action des eaux sulfureuses étudiée sur l'homme malade, au point de vue clinique, est tout entière à faire. Sait-on si, de même que le fer, le soufre n'est pas un élément essentiel du sang, si certaines diarrhées ne sont pas le résultat de la privation de cet élément? Et la cure des eaux consiste-t-elle à le restituer à l'économie? L'imagination peut le supposer, mais la science n'a encore rien fait dans cet ordre d'idées ; et, quant au fer même, beaucoup pensent que son rôle se borne à celui de tonique spécial. Mais heureusement la médication hydro-sulfureuse et le traitement par le fer n'ont pas attendu, pour guérir, la solution de cette question de chimie vivante.

L'action physiologique des eaux d'Aix dans les maladies est au contraire très connue. Depuis longtemps, on sait qu'il y a incompatibilité entre l'état fébrile, l'inflammation franche et la stimulation hydro-sulfureuse ; de tout temps, au contraire, nos eaux ont été visitées par les maladies chroniques. Toutefois, comme nous ne pensons pas, avec Brown, que les maladies chroniques résultent toujours d'un défaut de stimulus, ce qui ferait pourtant de nos eaux une panacée, nous allons soumettre ces maladies à une expérimentation raisonnée, pour en déduire l'indication ou la contre-indication des eaux.

Procédant du simple au composé, nous parcourrons successivement les affections locales, pour nous élever aux affections générales.

I. — EXPÉRIMENTATION EN VUE DE L'ÉTAT LOCAL.

Asthénie simple de la peau et des muqueuses ; leurs inflammations chroniques et l'inflammation des organes externes et internes.

Nous allons étudier l'asthénie simple, puis l'inflammation chronique de la peau et des muqueuses, et des organes internes et externes, dans leurs rapports avec la médication d'Aix, affectant ainsi de localiser pour simplifier.

I. — Une peau mince, pâle, privée d'élasticité, très sensible au froid, sèche ou baignée par une sueur mal élaborée, voilà le type de l'atonie ; ses causes sont le défaut d'insolation, la vie dans un milieu humide, c'est-à-dire le manque d'incitation ou l'abus prolongé d'un excitant, comme seraient les douches d'eau minérale ou l'hydrothérapie, sans parler des causes internes.

Le premier effet des eaux sera de provoquer une turgescence des capillaires sanguins, de solliciter la sensibilité des papilles nerveuses, de susciter une sécrétion active; cette stimulation renouvelée avec des intermittences régulières, des doses croissantes, rendra à l'organe sa tonicité, ses réactions salutaires, ses sécrétions dépuratives, sa vitalité, en un mot. Il y a plus : on pourra voir, longtemps après la cure, une partie des phénomènes précédents se répéter à l'heure même de la douche.

II. — La muqueuse digestive est frappée d'asthénie sous l'influence de causes analogues à celles de la peau, par le fait d'une nourriture grossière, de l'abus prolongé des émollients, d'un excitant non gradué ; l'estomac est pâle, ses digestions sont lentes, ses sécrétions mal élaborées et sans but. L'action de notre stimulant ordinaire sera encore la même, mais moins appropriée qu'à la peau ; on lui préférera de beaucoup la boisson de l'eau de Marlioz, qui jouera dans ce cas un rôle énergique et identique.

Ces considérations générales s'appliquent aux autres muqueuses.

III. — Quant aux inflammations chroniques soit de la peau, soit des diverses muqueuses, on prévoit qu'elles seront surexcitées, et qu'elles passeront momentanément à l'état aigu. La guérison par *substi-tution* sera très souvent obtenue dans des diarrhées chroniques, dans des leuchorrées, des catarrhes bron-chiques, des corysas.

IV. — Soit un engorgement passif d'un membre œdémateux, indolent, froid : la peau est amincie, le tissu cellulaire infiltré ; les muscles atrophiés, contrac-turés, se distinguent à peine de cette masse de tissus blancs ; circulation, innervation, sécrétion, nutrition, tout y est engourdi ; si un ulcère s'y forme, il ne ten-dra pas à la guérison, mais restera fangeux ou sec, avec des bords indurés. Appliquez à ce mal la dou-che sulfureuse, elle sera parfaitement supportée ; son action prolongée commencera par ranimer la peau, et finira par réveiller dans les profondeurs toutes les fonctions endormies ; les liquides stagnants seront repris par les vaisseaux, les solides reviendront à leur forme normale, les dépôts plastiques seront ramollis pour être eux-mêmes absorbés. Ce cas peut se présenter à la suite d'une fracture ancienne, non consolidée, et alors la consolidation deviendra possible ; ou par le fait de la présence d'un corps étranger, d'un obstacle à la circulation, de certaines paralysies. Une tumeur blanche affectant de préférence les parties molles peut revêtir la même indolence ; alors le traitement local serait le même.

Mais si, au lieu d'être mou et froid, l'engorgement est plastique, un peu chaud ; s'il récèle une épine, comme un os nécrosé, une surface articulaire dépouillée de ses cartilages , un foyer tuberculeux ; si la pression ou le mouvement y développent des douleurs vives , l'expérimentation ne sera pas poussée loin avant que la douleur s'exaspère , qu'une inflammation soit imminente. Ceci est à craindre surtout pour les tumeurs blanches , sub-aiguës , des grandes articulations; il faut alors se méfier de la douche d'eau et choisir de préférence la douche de vapeur.

On ne peut s'empêcher de parler de l'utérus , à propos de médication externe et locale , depuis que M. Despine fils a eu l'heureuse idée de traiter l'aménorrhée par atonie , simple ou avec engorgement , au moyen des douches ascendantes. Bien entendu que le traitement général doit passer avant tout , toutes les fois que cette asthénie est symptomatique d'un état général , comme la chlorose , ce qui est le cas le plus fréquent.

V. — Quant aux autres parenchimes internes , le stimulus ne peut arriver à eux qu'au moyen d'une excitation générale ; mais il est difficile de préciser le degré d'excitation qu'on doit atteindre et de l'obtenir sans aller au-delà. Aussi les affections chroniques des principaux organes internes , notamment des centres nerveux , du cœur, du foie , ne sont pas traitées à Aix par la médication directe ou substitutive ; on réserve pour elles les médications *révulsive* et altérante.

Nous avons localisé pour le besoin de l'analyse ; mais, dans bien des cas, les états décrits sont symptomatiques d'une asthénie générale ou d'une diathèse ;

par contre, des lésions locales primitives ne tardent souvent pas à se répéter sur l'économie tout entière. Après ce qui précède, viennent donc naturellement l'asthénie et la diathèse. Disons cependant que souvent des affections locales finissent par être indépendantes de la cause générale qui les a produites. Il importe peu qu'une tumeur blanche ou toute autre lésion organique ait débuté par être affection rhumatismale ou dartreuse.

II. — EXPÉRIMENTATION EN VUE DE L'ÉTAT GÉNÉRAL.

1° *Asthénie simple, générale.* — L'asthénie générale est la plus haute expression du tempérament lymphatique ; mais elle peut se développer chez les autres tempéraments sous l'influence d'une cause débilitante, comme nourriture insuffisante, pertes de sang, pertes séminales, suppuration ou sécrétion catarrhale abondante, sueurs profuses, passions tristes, etc.

Dans l'asthénie chez le tempérament lymphatique, il y a prédominance des fluides blancs, pâleur, atrophie de la fibre, mollesse des parenchymes ; en un mot, l'appauvrissement que nous avons décrit à propos d'asthénie locale. Les organes remplissent mal leurs fonctions, l'hématose est incomplète, l'intestin fait un mauvais chyle, les sécrétions sont imparfaites, l'inflammation et la cicatrisation, enfin, sont marquées de ce cachet de langueur et d'impuissance.

L'asthénie diffère dans les autres tempéraments en

ce qu'elle est moins humide et qu'elle peut créer, surtout chez les nerveux, une irritabilité générale et
même une prédominance tyrannique des nerfs, des
douleurs erratiques, des appétits bizarres, des réactions aussi inutiles que désordonnées.

Le défaut de réaction et de résistance vitale fait de
ces organismes le jouet de toutes les influences débili-
tantes, la proie de toutes les diathèses; il explique leur
tolérance passive pour les excitants, le bien-être qu'ils
éprouvent à l'étuve, quand la vapeur sulfureuse cha-
touille toutes les papilles nerveuses, pénètre et circule
partout comme une agréable ivresse. Il est rare qu'une
administration énergique pendant un mois et plus fasse
naître des accidents; et, si la saturation sulfureuse est
obtenue, elle se manifeste par un simple embarras
gastrique, au lieu des congestions cérébrales, de la
perte du sommeil et de tout l'appareil pyrétique, qui
se serait développé dans d'autres conditions. Supposez
chez un tel sujet une tumeur blanche froide, ou un
engorgement viscéral de même nature, et vous aurez
réuni les plus belles conditions pour la tolérance et
l'efficacité d'une cure générale et locale.

Nous faisons des réserves pour les asthénies avancées, où la réaction expansive ne peut plus être obtenue, comme dans la fièvre hectique, et aussi pour ces
formes d'asthénie où le système nerveux est profondé-
ment malade. Le bain ou l'étuve pourront bien alors
servir à régulariser la circulation nerveuse; mais il
faudra associer au stimulant sulfureux l'emploi d'un

tonique fixe et reconstituant, comme le fer dans la chlorose.

2° *Diathèses.* — L'asthénie tient une place importante dans les indications pour le traitement des diathèses; toutes sont favorisées par l'asthénie, toutes aussi tendent à la produire ou à la développer. L'asthénie seule suffit pour nous faire présumer ou deviner une diathèse encore latente. Il semble donc que la médication sulfureuse devrait convenir dans tous les cas, pour aider l'économie à réagir contre le principe morbide et à l'éliminer; mais non, la plupart des diathèses, au contraire, se trouve mal de la médication sulfureuse. Ce sont celles qui affectent une marche aiguë, celles encore où prédomine une irritabilité nerveuse profonde; celles qui prédisposent à l'hémorragie passive. Pour ces diverses causes, les diathèses *cancéreuse, tuberculeuse, scorbutique*, viennent rarement demander guérison ou même soulagement à nos eaux; la *rachitique*, assez rarement et jamais par leur emploi seul; quant aux *syphilitiques*, ils s'accommodent assez mal de l'excitation thermale, quand on a la prétention d'en constituer un moyen curatif unique; les douleurs ostéocopes surtout sont exaspérées. Voici ce qu'en disait Cabias : « Les eaux de nos bains y seront puissantes, pourvu que déjà le venin de la matière vérolique soit éteint par les remèdes salutaires de la médecine; autrement tant s'en faut que les bains soient utiles à ce mal, qu'au contraire, irrité par la chaleur, elle forcera et tourmentera plus qu'auparavant celui qui l'aura. »

Quant aux produits pathologiques des diathèses, s'ils sont sans analogues dans les tissus vivants, ils ne sont pas susceptibles d'être résorbés, et se comportent à la manière des corps étrangers qui veulent être éliminés. Supposez ces dépôts existants dans le poumon, comme les masses ou infiltrations tuberculeuses; dans d'autres organes internes, comme le cancer; il faudra, au lieu d'accélérer, ralentir ou prévenir le travail inflammatoire qui accompagne le ramollissement et l'élimination de ces dépôts; aussi doit-on interdire les eaux aux tuberculeux et aux cancers internes.

Il nous reste donc la diathèse *scrofuleuse*, l'*herpétique*, la *goutteuse*, la *rhumatismale*.

La diathèse *scrofuleuse* est, au point de vue physiologique, la plus favorable au traitement thermal d'Aix. En effet, elle est hantée sur un tempérament lymphatique ordinairement, et jamais nerveux; son propre est de produire l'appauvrissement des humeurs, l'atrophie des solides dont nous avons parlé à l'article asthénie, mais avec un cachet de dégradation dans les formes, dans les fonctions, dans les maladies. Je ne m'arrête pas à faire le tableau du scrofuleux; qu'il me suffise de dire qu'il se trouvera très bien des eaux d'Aix, qu'il pourra prolonger sa cure pendant plusieurs mois, exposer impunément son engorgement, sa tumeur, à des douches d'une demi-heure et d'une heure.

Les produits de cette diathèse se font à l'extérieur : si ce sont des engorgements simples, ils pourront se résorber ; nous avons vu d'énormes tumeurs glandulaires du cou chez une fille scrofuleuse de cette localité, des œdèmes atoniques, diminuer progressivement et finir par disparaître ; si, au contraire, ils sont tuberculeux, leur élimination sera favorisée sans danger ; les formes les plus rebelles sont celles qui s'annoncent par des caries, des abcès froids multiples. Le lupus paraît tenir aux formes les plus avancées et les plus rebelles ; le mal de pott est admis à Aix avec quelque succès. On combinera très heureusement dans la scrofule la boisson de l'eau de Challes, qui est très riche en iode, avec le traitement thermal ; il sera bon, dans le mal de pott, d'appliquer des exutoires deux ou trois mois avant les eaux.

Les *dartres* sont admises à Aix au même titre qu'à d'autres eaux sulfureuses : c'est, du reste, encore une étude complète à faire, que la découverte des eaux de Challes et de Marlioz pourra peut-être rendre très intéressante. Toutefois, dans certaines formes, l'acné, par exemple, il faut se méfier de l'influence excitante de nos eaux.

Diathèse goutteuse. — Ce n'est guère à nos eaux que le goutteux vient demander guérison ou soulagement ; aussi ne ferons-nous que définir en quoi diffère la goutte du rhumatisme, surtout à cause de la goutte tout-à-fait atonique et du rhumatisme goutteux, que nous avons souvent l'occasion de traiter avec succès, suivant ses nuances.

Au dire de Barthez, Baillon était le plus grand des

médecins de son temps et le premier qui ait séparé le rhumatisme de la goutte; mais Cullen a aussi bien défini la distinction qui existe entre ces deux maladies.

Eu égard aux causes, le rhumatisme est souvent déterminé par une cause externe, le froid humide surtout; la goutte, au contraire, survient indépendamment de toute cause externe évidente.

Le rhumatisme paraît dès l'âge de un ou deux ans. (M. Devay, médecin de l'Hôtel-Dieu de Lyon et professeur suppléant de clinique médicale à la même école, cite le cas d'un enfant qui, mort quelques heures après sa naissance, fils d'une mère rhumatisante pendant sa grossesse, offrait déjà un gonflement des jointures; celle du poignet fut ouverte par M. Devay, qui y constata toutes les altérations caractéristiques du rhumatisme.) La goutte paraît rarement avant trente-cinq ans.

Le rhumatisme s'attaque à tous les sujets, sans distinction de sexe, quelle que soit la constitution, mais surtout aux tempéraments lymphatiques. Les vrais rhumatisants sont pâles. On observe, au contraire, la goutte chez les individus d'un tempérament sanguin et pléthorique, ayant de l'embonpoint, des formes robustes, une grande excitabilité du système nerveux, et assez communément aussi une peau fine et irritable.

Quant au mode d'invasion, le rhumatisme vient tout à coup, sans avoir été précédé d'aucune autre cause que le froid; la goutte, au contraire, attaque rarement sans avoir été précédée d'autres symptômes, tels que dérangements d'estomac, manque ou exagération d'appétit, constipation, etc.

Quant au siége, sur cent rhumatismes, il y en a quatre-vingt-dix-neuf qui n'attaquent pas au-dessous du poignet et des jarrets ; le rhumatisme se fixe d'ordinaire sur les articulations les plus larges, telles que celles du bras, des épaules, de la cuisse, des genoux. Dans la goutte, la douleur commence généralement par attaquer les petites articulations ; plus tard, elle peut finir par se propager aux grandes, ainsi qu'aux muscles ; il y a quelques exemples d'attaques de goutte qui ont commencé par la cuisse, mais rares : la goutte commence ordinairement par une seule jointure.

Quant à la marche, nous observons que la douleur de la goutte est ordinairement plus vive à mesure que la maladie est plus ancienne ; elle gagne en valeur en vieillissant. Le rhumatisme, au contraire, perd toute son acuité en vieillissant ; on dirait que la première affection amène une sorte d'hypersthénie, et que la seconde est hyposthénisante.

Une quantité d'individus, après une première attaque de rhumatisme, restent très longtemps sans en avoir ; quelques-uns, peut-être toute leur vie. Barthez pensait que le rhumatisme peut n'attaquer qu'une ou deux fois dans la vie. Dans une réunion de la Société médicale des Hôpitaux, M. Vigla a dit qu'on peut avoir une ou deux attaques de rhumatisme dans sa vie, mais qu'on ne l'a jamais d'une manière indéfinie ; c'est l'opinion d'un grand nombre de médecins distingués de Lyon, c'est l'opinion du docteur Borson, médecin de l'Hôtel-Dieu de Chambéry, que nous nous

plaisons, après avoir lu avec intérêt ses publications
sur le rhumatisme, et nous être formé dans ses conver-
sations sur le même sujet, à citer comme une autorité
imposante. Nous pensons que la seconde attaque ne
se présente jamais avec autant d'intensité que la première. Dans la goutte, au contraire, les attaques aiguës
reviennent souvent toutes les années et surtout au
printemps et à l'automne.

Les symptômes anatomiques, les nodus et concrétions tophacées sont beaucoup plus rares dans le rhumatisme. Les sécrétions des goutteux sont acides; ils
sont sujets à la gravelle urique.

On voit guérir beaucoup de rhumatisants et guère
de goutteux.

Traitement. — Ces distinctions tranchées existent
à l'état aigu et dans les formes chroniques bien déterminées; mais il existe une goutte viscérale dite imparfaite, atonique, anomale, sans symptômes du côté
des articulations, qui a dû être souvent confondue
avec le rhumatisme viscéral; nous citerons plus tard
l'opinion de Sydenham à l'appui de cette assertion.
Dans ces cas, le traitement thermal sert de critérium.
En effet, le rhumatisant se trouve très bien de la médication sulfureuse; si elle fait reparaître les douleurs,
cette réapparition est courte, elle n'inspire pas de
crainte, les métastases ne sont nullement inquiétantes.
Chez le goutteux, au contraire, la tolérance est rare;
l'excitation sulfureuse donne lieu à des réapparitions
de douleurs très vives, à de véritables accès de goutte,

à des métastases graves. Nous avons vu un goutteux atteint d'une goutte tellement atonique, que nous n'avons pas craint de lui faire suivre la cure; mais il a eu quelque temps après un accès assez violent. Nous ne craignons cependant pas, dans des cas semblables seulement, de faire administrer l'eau d'alun sous forme d'étuve, depuis que nous donnons en même temps l'eau de Vichy à l'intérieur; mais nous ne pensons pas qu'il soit convenable de trop prolonger la cure.

Rhumatisme goutteux. — Barthez, page 293, *Traité des Maladies goutteuses :* « Il est certain, d'après l'observation, qu'il existe entre la goutte et le rhumatisme des *affections intermédiaires qui varient à l'infini.* Si le rhumatisme domine dans ces affections, elles appartiennent au rhumatisme goutteux aigu ou chronique; si la goutte y domine, elles forment une goutte rhumatismale à laquelle la goutte fixe succède quelquefois. La goutte fixe qui succède à la goutte rhumatique est toujours imparfaite, suivant les observations de *Musgrave;* elle ne revient point par périodes régulières, et même aucun usage des échauffants ne peut en exciter des attaques régulières qui ressemblent à celles de la podagre, etc. »

Il est certain que les dernières limites des deux affections rhumatismale et goutteuse sont jusqu'à ce jour mal définies et peu connues ; nous pourrions dire du rhumatisme ce que M. Durand-Fardel, médecin des eaux de Vichy, disait dernièrement de la goutte... Nous laisserons de côté, pour ne pas compliquer les

questions que nous allons soulever, ces cas de goutte
très légère, ou bien, au contraire, chronique, perma-
nente, avec déformations variées, dont le diagnostic
est souvent fort difficile à établir avec certitude, et qui
ont certainement introduit dans l'histoire de la goutte
des faits qui ne lui appartiennent pas d'une manière
légitime.

L'action des eaux nous fait aisément et rapidement
entrevoir la prédominance soit rhumatique, soit goutteuse ; quelle qu'elle soit, du reste, il y a tolérance.
Dans les deux cas, la douche est à redouter, et l'étuve
nous offre un assez puissant moyen curatif, surtout
dans le rhumatisme goutteux ; mais ayons bien soin
d'ajouter qu'ici les retours sont faciles, et qu'il est
très à propos de revenir à des périodes plus ou moins
éloignées.

Nous soignons une dame qui serait certainement
entièrement percluse, si elle n'eût déjà fait cinq cures
depuis quinze ans ; le docteur Carret, de Chambéry,
nous a cité l'observation d'un malade qui, par des
cures successives, a vu disparaître complètement ses
tophus ou concrétions rhumatismales goutteuses. Il ne
faut pas trop s'inquiéter des retours de douleurs qui
sont parfois cependant vives ; les métastases ne sont
pas redoutables. Nous préférons, dans ce cas, l'eau
d'Evian, comme adjuvante, à l'eau de Vichy. Notre
collègue et ami le docteur Dupraz, d'Evian, connaît
une malade que nous avons eu la satisfaction de voir
guérir par la combinaison de ces deux moyens. Nous
devons au docteur Dupraz la seconde indication tirée
de sa pratique médicale aux eaux alcalines d'Evian.

CHAPITRE TROISIÈME

Diathèse rhumatismale.

DU RHUMATISME CHRONIQUE.

Parmi les maladies chroniques que l'on rencontre aux eaux d'Aix, le rhumatisme chronique forme sans contredit la classe la plus nombreuse; il en était déjà ainsi du temps de *Cabias*, au seizième siècle, et tous les auteurs modernes se sont accordés à le dire. Aujourd'hui, on peut établir, d'après les faits bien observés, qu'au moins les deux tiers des malades sont des rhumatisants; c'est donc cette maladie qui doit nous occuper de préférence, puisqu'elle forme la spécialité des eaux, où elle est comme les affections de poitrine aux Eaux-Bonnes, les dartres aux Pyrénées, les engorgements à Vichy, etc. Ayant réuni un certain nombre d'observations signées la plupart par des médecins éminents et recommandables, et complétées par les annotations de mon père pendant de nombreuses années après la cure, je les publie moins pour glorifier les eaux que pour servir à l'étude du rhumatisme. Ceci sera une étude clinique du rhumatisme sans idée préconçue, sans esprit de système; car le propre d'un bon remède est de servir à juger les systèmes, et non d'être jugé par eux.

Toutefois, cette affection est si diversement envisagée et comprise; les écoles modernes et anciennes sont si peu d'accord à son endroit, que nous devons exposer en peu de mots l'état de la science sur le rhumatisme chronique; nous n'aurons plus ensuite qu'à tracer notre tableau, notre manière de le comprendre et de le traiter.

I. — L'histoire du rhumatisme peut se diviser en deux grandes époques se rattachant, l'une à l'humorisme ancien, l'autre au solidisme moderne : la première époque s'étend jusque vers la fin du siècle dernier. Le rhumatisme, comme son nom l'indique, *rheumatismus*, de *reó*, je coule, fut d'abord confondu avec toutes les fluxions, le corysa, le catharre, etc. On croyait que la matière humorale s'écoulait de la tête pour tomber sur les articulations; Sydenham lui-même, quand il traite du rhumatisme et de la goutte, parle à chaque instant d'une humeur qu'il faut évacuer et empêcher de se fixer en quelque point : Boërhaave et Van-Swieten adoptent complètement cette théorie humorale : Van-Swieten assimile complètement le flux

catarrhal des jointures à celui qui a lieu dans l'an-
gine, le catarrhe pulmonaire, la goutte. Stoll adopte
des maladies rhumatismales et bilieuses, pleuro-pneu-
monies, dyssenteries, etc. Hufeland a fait une classe
des *rheumatoses* qui comprend le catarrhe et le rhumatisme.

La seconde époque commence à Cullen. Des premiers, il distingue le rhumatisme de la goutte ; il le
divise en aigu et chronique, et le considère comme
une flegmasie produite par le froid extérieur ; il nie
l'hérédité, ne s'occupe point de la diathèse ; en un
mot, il ne remonte pas au delà des causes occasion-
nelles. Barthez a fait le rhumatisme d'après Cullen.

L'école anatomique, qui n'y voit qu'une flegmasie,
ne s'est guère occupée que de sa localisation, Pinel
dans le tissu fibreux ; Bichat, puis M. Bouillaud, dans
le tissu séreux et celluleux ; d'autres dans le tissu
musculaire lui-même, ou dans les extrémités nerveuses, à l'exclusion de la fibre musculaire *(Compendium
médical* de MM. Monneret et Fleury). M. Chomel ad-
met une diathèse rhumatismale ; mais cette concession
perd toute son importance, parce qu'il confond le
rhumatisme et la goutte.

Il faut admirer chez les modernes l'esprit d'analyse,
l'exposition méthodique des symptômes. Nous admettons la division en articulaire, musculaire et viscéral,
mais non sans faire nos réserves. La forme articulaire
est la plus grave : sa mobilité ne l'empêche pas de
laisser après elle des désordres dans les articulations

ou les séreuses internes ; fixe , elle occasionne souvent une vraie phlogose articulaire. — La seconde forme , la musculaire , est plus superficielle , plus vague : elle produit l'altération ou l'exagération de la sensibilité , la paralysie du sentiment ou du mouvement , mais pas de fièvre , pas de fluxion. — Le rhumatisme viscéral est de même nature que le musculeux : c'est toujours une névralgie ou une paralysie rhumatismale. Il a , dit-on , pour siége *exclusif* les organes musculeux , estomac, intestins, vessie, cœur. — Mais nous sommes loin d'admettre cette restriction qui consiste à nier le rhumatisme des troncs nerveux , le rhumatisme des parenchymes où il n'y a pas de muscles, comme le foie, la rate , le poumon , les centres nerveux ; le rhumatisme des muqueuses. A plus forte raison , méconnaît-on un certain état général des liquides, aussi bien que des solides , qui constituerait le rhumatisme constitutionnel ou la diathèse rhumatismale. Après avoir donné la division précédente , les auteurs du *Compendium* , à l'article *nature du rhumatisme* , achèvent d'exécuter l'arrêt porté par l'école anatomique : ils ne voient plus dans le rhumatisme articulaire qu'une phlegmasie, et dans le musculaire et le viscéral qu'une névralgie. La nature a beau nous montrer souvent chez le même sujet le rhumatisme articulaire , le musculaire et le viscéral , comme des symptômes d'une même maladie ; on les a isolés comme des maladies différentes, on les a disséqués comme des tissus , et le résultat pratique de cette nosologie a été la médecine physiologique.

4

Aujourd'hui, beaucoup de bons esprits tendent à revenir aux anciens errements, on recompose ce qui a été mal à propos séparé, on reconstruit les diathèses, on cherche à ces maladies spéciales des remèdes spécifiques.

Cette réhabilitation des diathèses n'est pas un retour à l'humorisme pur, qui confondait le rhumatisme avec le catarrhe; elle consiste à tenir compte du siége, des lésions anatomiques, mais sans fixer des limites trop étroites à la nature, sans exempter aucun tissu; elle consiste à montrer les humeurs, l'état des forces altérées aussi à leur manière par ces maladies constitutionnelles et, comme on dit, *totius substantiæ*.

II. — Mais quand peut-on bien admettre une diathèse rhumatismale, et à quel signe la reconnaît-on?

Un sujet vigoureux et sain est frappé d'un coup de froid sur la joue ou sur le cou, le corps étant en sueur; il lui survient une hémiplégie faciale, un torticolis; ou bien, pour s'être assis sur un sol humide, il est atteint d'un lombago, d'une coxalgie, même avec épanchement séreux dans l'articulation, érosion des cartilages, luxation consécutive. La nature de la cause ne suffit pas pour mériter à ces maladies l'épithète de rhumatismale : c'est à ce genre de faits que nous attribuons volontiers ce que Cullen, et après lui les sectateurs de l'école anatomique ont dit pour prouver que les arthrites, les névralgies dites rhumatismales, devaient être classées parmi les arthrites, les névralgies pures et simples.

Nous admettons la diathèse rhumatismale, mais
lorsque, chez un enfant né de parents rhumatisants,
apparaissent les plus légers symptômes de rhumatisme ;
lorsqu'un individu sain a eu une fois une attaque de
rhumatisme aigu, articulaire ; lorsque des douleurs,
des sécheresses, des gonflements articulaires, se pro-
pagent même sans fièvre dans plusieurs articulations
à la fois ou successivement ; lorsqu'il y a disposition
aux raideurs ou douleurs musculaires ; lorsque des
névralgies externes ou viscérales, ou des inflammations
alternent avec le rhumatisme des articulations ou des
muscles.

M. Chomel définit le rhumatisme une maladie qui
réunit trois conditions : 1° d'affecter les tissus fibreux,
2° d'être mobile, 3° d'être intermittente. La définition
de M. Chomel sera la nôtre, si la première condition
est remplacée par celle-ci : *d'être une maladie générale.*

Le propre de toute diathèse est de se transmettre par
génération et d'imprimer son cachet à toute l'économie : or, le rhumatisme est héréditaire, quoi qu'aient
pu dire Cullen, Barthez, etc. Peu de praticiens doutent
de cette hérédité. Le rhumatisme arrive par degrés à
une altération de toute la substance, à la cachexie. Il
est vrai qu'il y a des degrés infinis entre le premier
refroidissement et le vice et la cachexie rhumatismale ; mais ceux qui ont chaque année sous les yeux
plusieurs centaines de rhumatismes chroniques, peuvent affirmer que tous se reconnaîtraient dans le tableau suivant :

III. — *Du rhumatisme tel qu'on l'observe habituel-*
lement à Aix. — Le rhumatisant se présente souvent
à nous avec le teint pâle; nous trouvons peu d'ani-
mation dans son regard; il craint le froid, sa peau est
flasque et souvent couverte d'une sueur visqueuse et
froide et d'odeur fade; il est sujet à des pesanteurs
de tête, des étourdissements, des vertiges; il est peu
disposé au travail intellectuel surtout; il a des palpitations, des étouffements, des oppressions, des points au
cœur, des lancées; l'auscultation fournit le bruit anémique; ses rhumes sont faciles, nombreux et assez te-
naces; sa langue est souvent saburrale; ses digestions
se font, mais peu agréablement; des flatuosités, ballon-
nements, coliques, constipations, le fatiguent; il dort
d'un sommeil peu réparateur; il est aussi las le matin
que le soir, peu dispos, triste à son lever; sans parler
des lancées, picotements, crampes, craquements, engourdissements, gonflements de tout genre, douleurs
des membres et du tronc, etc., qui arrivent chaque
jour pour le préoccuper et l'inquiéter. En général, le
rhumatisant chronique est altéré, il boit beaucoup,
urine assez naturellement, souvent avec un peu de
chaleur dans le canal. S'il éprouve un peu de soulagement à tous ces maux, soulagement dont la durée peut
être assez longue, c'est après une secousse imprimée à
toute son économie par des transpirations abondantes,
des diarrhées, un corysa, une abondante émission
d'urine; l'appétit et les digestions seront meilleures :
c'est la réaction insuffisante de son organisme; une

hygiène meilleure, un régime plus tonique, un voyage, un projet ambitieux, un moyen thérapeutique
nouveau, etc., peuvent la favoriser puissamment. Ce
rhumatisant, quoique faible et sans vigueur ni courage, vaque à ses affaires, est rarement alité, ne se
passe d'aucune des jouissances ordinaires de la vie,
dont il ne jouit cependant guère. Ses maux sont sans
limite et sans nombre ; souvent on le prend pour un
homme inquiet et pusillanime, pour un hypocondria-
que, etc. Ce qu'il y a de sûr, c'est que chaque jour,
chaque année, son énergie et ses forces diminuent, sa
santé se détériore ; il pourra nous arriver plus tard
avec une affection organique du poumon, du cœur,
de l'estomac, de l'utérus, etc., etc.

Nous insistons sur deux traits importants de cette
affection : l'état asthénique de la peau et la chloro-
anémie. L'asthénie de la peau, que nous avons décrite
à propos d'asthénie locale, existe dans toutes les diathèses, mais ne joue dans aucune un rôle aussi important que dans le rhumatisme ; elle est reconnaissable
aux altérations de couleur, d'épaisseur, d'élasticité,
surtout aux sensations locales de froid et aux troubles
de la sécrétion, qui est tantôt supprimée, tantôt abondante, mais visqueuse, froide et en quelque sorte
colliquative. Dans cet état, l'enveloppe cutanée ne
réagit plus contre le monde extérieur et sert plutôt de
conducteur aux fâcheuses influences du froid et de
l'humidité.

La chloro-anémie est beaucoup moins constante ;

cependant le principe rhumatismal paraît capable de
la produire, même à l'état aigu. « On voit, dit le
Compendium déjà cité, le rhumatisme articulaire aigu
se compliquer d'un état prononcé de chloro-anémie ;
c'est ce qui a lieu dans les cas où un malade, guéri
d'une première attaque de rhumatisme, en est repris
de nouveau avant que les phénomènes anémiques
soient entièrement dissipés. » Le cas suivant, qui est
venu réclamer et a obtenu en vingt jours une guérison
solide et durable à Aix, en est un exemple remarquable ; le malade nous a été recommandé par le docteur
Place, de Bourg, comme ayant été atteint, deux mois
auparavant, d'une affection rhumatismale articulaire
grave. Il avait la figure pâle et décolorée, l'œil mort, la
peau froide, les muqueuses blanches, la langue saburrale, le dégoût des aliments, un peu de constipation,
une céphalalgie lente et continue, une faiblesse générale
assez grande, n'empêchant cependant pas la marche
ordinaire, une grande tristesse, du bruit de souffle à
la région du cœur et dans les carotides, des palpitations, le pouls assez faible, et, comme symptôme principal, un tournoiement de tête, une envie fréquente
de vomir, et un mal de cœur semblable au mal de
mer, surtout quand il était levé ; il était, en un mot,
sous l'influence de cet état qui a reçu de MM. Bretto-
neau de Tours, et Trousseau, le nom de vertige
anémique, et que nous pourrons dénommer ici vertige
rhumatismal.

Ainsi, le rhumatisme exerce une action débilitante

sur la peau et peut-être sur le sang ; lorsqu'à cette altération primitive se joint celle qui résulte des répétitions de douleurs et des troubles des principales fonctions, le rhumatisme nous apparaît comme une diathèse asthénique, aussi bien que toutes les autres diathèses, pouvant comme elles conduire au marasme.

IV. — Les auteurs n'ont pas décrit ces effets profonds de la diathèse rhumatismale, peut-être est-ce parce qu'ils les ont confondus avec la goutte vague, anomale, vaporeuse, ou avec d'autres états ; les lignes suivantes, empruntées à Sydenham, nous le font penser :

« Quand le rhumatisme n'est pas accompagné de fièvre, il passe souvent sous le nom de goutte, quoiqu'il en diffère essentiellement, et c'est peut-être parce qu'on les a confondus ensemble que les auteurs ont traité si légèrement la matière du rhumatisme ; peut-être aussi est-ce une maladie nouvelle..... »

Plus loin, il insinue qu'on a pu confondre le rhumatisme avec le scorbut : « Le malade peut demeurer toute sa vie sujet à des douleurs vagues, tantôt plus violentes et tantôt moins violentes. Ces douleurs en imposent facilement à ceux qui ne sont pas bien attentifs, et on les prend ordinairement pour des symptômes de scorbut. » Il décrit même, ainsi que Cullen, un rhumatisme scorbutique : « La douleur attaque tantôt une partie du corps, tantôt une autre ; mais elle n'y cause pas souvent des tumeurs, comme dans le rhumatisme ordinaire, et elle n'est pas accompagnée de fièvre ; d'ailleurs, elle n'est pas aussi fixe, mais plus vague et plus inconstante, parce qu'elle est accompagnée de symptômes irréguliers. Quelquefois elle n'occupe que les parties externes, et d'autres fois elle se jette sur les parties internes, qu'elle abandonne ensuite pour revenir aux externes ; elle tourmente ainsi le malade par cette alternative et dure aussi longtemps qu'aucune autre maladie chronique. Les femmes y sont plus sujettes, de même que les hommes d'un tempérament faible. » N'est-ce pas là la forme essentiellement chronique du rhumatisme, non pas du rhumatisme inflammatoire, le seul qu'ait vu Barthez, mais de ce rhumatisme primitivement ou consécutivement asthénique que nous venons de décrire. C'est le même que Rodamel présente sous le nom de rhumatisme lyonnais, comme le résultat de l'action particulière de l'humidité sur des tempéraments lymphatiques. Si l'on médite la différence qu'on trouve entre les caractères invariables et tranchants qu'il présente et ceux qui constituent le rhumatisme chronique, que nous ont décrit les anciens et les modernes, on est porté à croire qu'il forme une variété d'espèces.

OBSERVATIONS

Iʳᵉ OBSERVATION.

RHUMATISME CONSTITUTIONNEL , GÉNÉRALISÉ , AYANT PARCOURU
LES ARTICULATIONS, MUSCLES, VISCÈRES, CENTRES NERVEUX.

Quelques observations viendront corroborer ces
vues théoriques. Et d'abord celle du malade qui fait
le sujet de l'importante consultation de M. Rayer ; la
haute position scientifique du médecin lui donne une
valeur immense. La maladie nous offre le plus beau
type de rhumatisme constitutionnel. Cette observation
nous dévoilera en même temps toute la puissance des
eaux.

« Paris, 5 juin 1829.

« Monsieur A*** est âgé d'environ 35 ans ; il est par-
venu à cet âge sans éprouver de maladies graves ; il y
a quelques années, il contracta un hydrocèle et fut
opéré avec succès. Il est marié et père de deux enfants
bien portants. Le 5 novembre 1828, après une course à
cheval qui avait provoqué une sueur assez abondante,
M. A*** éprouva un refroidissement qui fut suivi d'une

affection gastrique, dont la durée fut environ de six ou sept jours, pendant lesquels le malade fut mis à la diète et à l'usage de boissons délayantes.

« M. A*** reprit en partie ses occupations habituelles; mais, le septième jour, il fut pris d'un lombago, et les symptômes gastriques se renouvelèrent avec plus de force que lors de leur première apparition. M. A*** s'alita, prit du repos, fut mis à la diète, et quelques sangsues furent appliquées à l'épigastre. Cinq ou six jours après, le rhumatisme se montra dans les membres inférieurs; l'affection gastrique persistant toujours, les jointures étaient douloureuses et tuméfiées; le malade était en outre tourmenté, depuis le commencement de sa maladie, d'une insomnie fatigante. Quatre-vingt-deux sangsues furent successivement appliquées sur les articulations malades dans l'espace de quelques jours. Au bout de trois semaines ou un mois environ, M. A*** se trouva tout à coup libre de ses douleurs; cet état, qu'on put prendre pour une solution définitive de la maladie, persista pendant huit jours. M. A*** put marcher dans sa chambre et sans douleurs, mais la langue était toujours sale et l'appétit mal ou peu prononcé. Ce fut alors que M. A*** fit une rechute que l'on attribua à l'impression du froid; ou, pour parler exactement dans mon opinion, l'affection rhumatismale générale dont M. A*** devait ressentir tous les effets, attaqua à cette époque le système musculaire; non-seulement les muscles des membres et du tronc furent successivement envahis, mais des douleurs analogues se firent sentir dans l'estomac; l'intestin et surtout la vessie furent frappés momentanément d'incontinence. La diarrhée se joignit aussi à ces accidents, qui furent principalement combattus par les bains déjà employés, par les bains gélatineux, les sinapismes et les vésicatoires volants. Pendant huit jours, à la suite de traitement, M. A*** se trouvait mieux; cependant les jambes étaient déjà amaigries. Je conseillai alors les frictions avec le liniment spiritueux anodin, puis avec le vin. Quelque temps après, on s'aperçut que M. A*** se trouvait plus faible sur les jambes; il éprouvait en outre des fourmillements douloureux; dans les membres inférieurs, le plus léger effort pour les mouvoir rappelait ou exaspérait ses douleurs au point quelquefois de provoquer une sorte d'évanouissement accompagné de sueurs froides et de pleurs. Ces symptômes, rapprochés de quelques autres que j'avais observés dans le cours de cette maladie, me firent penser que le rhumatisme avait porté aussi son action sur le cerveau et la moëlle épinière; dès le début du mal, en effet, insomnie complète, puis perte de la mémoire, affaiblissement du sensorium annoncé en outre par des pleurs fréquents. Enfin, M. A*** ne put se tenir debout sur ses jambes, même soutenu par ses gens. (Cinq bains de vapeur furent administrés sans succès.) Je dois dire que M. A*** a eu des sueurs très abondantes pendant toute la durée de sa maladie. Les organes digestifs avaient paru pendant quelque temps en meilleur état, et le malade avait pris le lait d'ânesse avec succès ; on lui permit une nourriture plus forte , et successivement , son appétit ayant été tout à fait satisfaisant , il éprouva des vomissements précédés d'une grande anxiété. Cette nouvelle indisposition dura huit jours environ et céda à une diète plus rigoureuse , et l'appétit se rétablit.

« Au printemps de 1829, en mai , M. A*** était dans l'état suivant : fonctions principales régulières , avec atrophie des membres inférieurs , presque complètement paralysés ; atrophie des membres supérieurs , dans lesquels les mouvements sont restés plus libres. Il fut alors soumis à l'action des douches sulfureuses artificielles, dirigées pendant vingt minutes sur l'épine du dos , sur les lombes et sur les membres affectés. L'eau était à 28 degrés Réaumur ; l'action des douches a paru ranimer l'action des muscles , et a dissipé assez promptement l'engorgement que présentaient habituellement les pieds et les malléoles. Ces douches ont été employées pendant un mois environ , et l'usage a été suspendu lorsque de nouvelles douleurs se sont montrées sur l'estomac , le gros intestin et la vessie. Cette affection a présenté tous les caractères du rhumatisme , et a guéri par le seul effet de la diète , du repos et des sinapismes promenés sur les membres et sur le tronc dans l'espace de huit jours. Pendant quelques jours, M. A*** a fait de nouveau usage du lait d'ânesse. Chose digne de remarque , c'est qu'après cette affection de l'estomac, de l'intestin et de la vessie, M. A*** a vu ses membres inférieurs devenir plus propres à

la station et à la progression ; il semblait donc que
cette affection rhumatismale si générale et si rebelle
s'épurait par cela même qu'elle se renouvelait. Dans
cet état, j'ai pensé qu'un voyage dans le Midi pouvait
être utilement conseillé à M. A***. J'ai espéré que les
eaux d'Aix administrées en douches pouvaient rappeler dans les muscles l'énergie qu'ils ont perdue très
probablement à la suite d'une lésion de la moëlle épinière. Je ne lui conseille pas de les prendre à l'intérieur, à moins d'une invitation formelle du médecin.
Dans le cas où le rhumatisme se montrerait de nouveau sur les organes intérieurs, je lui recommande les
applications multipliées de sinapismes ou de vésicatoires volants.

« Quant à l'affection de la moëlle épinière, M. A***
sait que j'ai expérimenté avec peu de succès contre
cette affection développée chez d'autres malades les
moxas et les cautères. Je lui conseille donc formelle-
ment de ne point se soumettre à l'usage de ces moyens.

« Signé : RAYER. »

Le séjour de M. A*** aux eaux d'Aix a été d'environ
quarante jours ; il a fait, sous la direction médicale de
mon père, un traitement de vingt douches environ,
section dite des Princes ; séries de 2 et 3, puis un jour
de repos consacré au bain ; l'eau de la douche de 28
à 30 degrés ; durée, de dix à quinze minutes chaque ;
massage à deux doucheurs ; quelques verrées d'eau de
soufre de temps en temps, le matin, après la douche,

suivant la soif et l'indication. Les manifestations ou réapparitions des douleurs rhumatismales se sont faites dès les premiers jours ; elles ont été générales ; les transpirations ont été assez modérées ; aucune crise, aucun accident, et, par suite, pas d'autre médication que celle des eaux n'a été employée. Le malade est parti d'Aix allant beaucoup mieux.

Voici ce qu'écrivait M. Rayer l'année suivante à mon père :

« M. A*** se rend cette année aux eaux d'Aix dans un état de santé très satisfaisant. La cure qu'il va faire est toute préventive ; il a dû aux eaux d'Aix la guérison d'une paralysie rhumatismale des quatre membres, avec atrophie de ces parties. Aujourd'hui, les quatre membres sont forts et développés ; mais cette cure m'a paru nécessaire pour détruire une disposition au rhumatisme, qui cède toujours très difficilement. Je n'ai point d'instruction à donner au médecin habile sous la direction duquel il va se placer.

Signé : RAYER.

« Paris, 28 juillet 1830. »

Depuis cette époque, nous avons eu quatre fois l'occasion de revoir M. A***. Il est revenu en 1849 à Aix, où il a pris, sans nécessité du reste, six douches préventives ; car sa guérison ne s'est nullement démentie jusqu'à ce jour.

IIme OBSERVATION.

RHUMATISME CONSTITUTIONNEL, MUSCULAIRE ET VISCÉRAL.

« Paris, 9 janvier 1838.

« La maladie pour laquelle je suis appelé à émettre mon opinion et à donner des conseils, est une affection rhumatismale manifeste, avec altération du système nerveux, dérangement notable de l'innervation. La jeune dame qui en est atteinte est malade depuis environ quatre années ; les troubles se manifestent sur divers points du système musculaire et du système fibreux, avec douleurs vagues plus ou moins fortes, plus ou moins durables ; d'autres fois, ils ont lieu vers la région du cœur, où ils déterminent des douleurs et des palpitations difficiles à supporter ; souvent c'est sur la totalité de la poitrine que ces irritations se fixent : il y a alors anhélation, étouffement, difficulté de respirer, en montant ou en marchant vite surtout ; alors aussi il n'est pas rare de voir se déclarer une toux légère et fréquente ; finalement il survient dans certains cas des douleurs soit internes, soit externes. L'appétit est fort irrégulier, généralement diminué, et les facultés digestives éprouvent depuis longtemps un affaiblissement considérable. La menstruation n'offre guère, comme altération notable, qu'une diminution de quantité.

« Un amollissement considérable de la fibre trahit aussi l'altération du système lymphatique, qui s'unit souvent aux affections rhumatismales.

« Quoique mariée depuis dix ans, madame n'est pas encore devenue mère. Dans cet état de choses, je conseille, etc., etc. J'engage Madame à se rendre aux eaux-d'Aix en Savoie.   Signé : DOUBLE. »

Cette malade est une de celles qui ont suivi les conseils de mon père. Il en sera ainsi de tous les faits antérieurs à 1845 ; ceci soit dit pour éviter les répétitions.

La malade est arrivée à Aix le 30 mai ; elle y a passé un mois environ, y a pris des étuves et des bains alternativement, environ dix-huit étuves de quinze minutes chacune. Elle a eu des malaises et des fatigues peu importantes, des transpirations modérées, toutes ses anciennes métastases ; est partie avec un mieux peu sensible ; l'hiver suivant passé en Italie a été bon. Elle est revenue en 1839 faire une seconde saison pour un plus parfait rétablissement de sa santé. Cette seconde fois, les manifestations rhumatismales ont été presque nulles ; ce qui faisait clairement voir l'état avancé de la guérison, qui s'est ensuite bien maintenue.

N. B. — Nous pouvons remarquer dans cette observation la généralisation de l'affection rhumatismale et l'innocuité des palpitations, qui ont du reste sensiblement diminué sous l'influence d'une médication stimulante.

IIIme OBSERVATION.

RHUMATISME CONSTITUTIONNEL, MUSCULAIRE ET VISCÉRAL.

« Lyon, 17 juin 1848.

« Mon cher confrère, etc.

« Monsieur Q***, négociant de notre ville, fils de rhumatisant, âgé de 45 ans, tempérament lymphatique-sanguin, impressionnable, n'a jamais fait de maladie digne d'être notée comme antécédent, n'a jamais eu de rhumatisme aigu; mais il est atteint depuis quinze ans de douleurs de rhumatisme qui ont leur siége alternatif sur les diverses parties de l'économie, principalement sur l'estomac, l'intestin, les bronches, la vessie, les épaules, etc. Dans ces derniers temps, ce rhumatisme s'est porté sur le nerf sciatique droit, avec douleur assez vive et grande difficulté dans la marche.

« Je vous prie, etc.   Signé : BOTTEX,

« Ex-Chir. en chef de l'Antiquaille. »

Monsieur Q*** est arrivé à Aix le 20 juin; il y est resté un mois environ; pendant lequel temps, il a été soumis d'abord à l'action de six bains de vapeur divisés en deux séries, et chaque bain de quinze minutes; après cela, étant bien acclimaté, il a encore pris, par séries de trois, douze vapeurs et douches; pas de bains, et une verrée d'eau sulfureuse chaque matin. Nous avons eu à noter les transpirations, les métastases rhumatismales, une légère exacerbation de la sciatique; enfin, il y a eu menace de fièvre et cessation de la cure avec un léger mieux. L'hiver suivant a été bon : presque pas de rhumes, digestions meilleures, sommeil plus réparateur, et, deux mois après les eaux, disparition de la sciatique. Il est revenu en 1849. Cette seconde cure, faite dans les mêmes termes que la première, nous ayant encore donné des manifestations notables, nous l'avons engagé à revenir en 1850. Il a pris cette troisième fois seulement douze bains de vapeur, qui ont suffi pour le débarrasser complètement de son principe morbide. Aujourd'hui, ce malade a beaucoup d'embonpoint; il a de la gaieté, de l'énergie, et toutes ses fonctions sont revenues à leur type normal.

IVme OBSERVATION.

RHUMATISME CONSTITUTIONNEL AFFECTANT LA FORME NERVEUSE.

« Grenoble, 17 juillet 1844.

« Monsieur, etc.,

« Madame B***, dont vous avez déjà dirigé le traitement pendant deux saisons, est douée, comme vous savez, d'une excessive sensibilité nerveuse, et son état habituel, dans les moments où il est le plus satisfaisant, est traversé par des fatigues nerveuses extrêmement pénibles, accompagnées de tristesse, craintes chimériques, etc., etc.

« J'appelle votre attention particulière sur cette névrose, qui est, à mon avis, sous l'influence du rhumatisme dont Mme B*** est atteinte depuis longtemps, et pour laquelle vos eaux thermales lui ont déjà été d'un grand secours. Je ne vous rapporte pas tous les détails des malaises qu'éprouve notre malade, tels que crampes d'estomac, sentiment d'étouffement à la partie supérieure de la poitrine, etc.; douleurs sur le trajet du sciatique, sur le côté gauche de la tête et du cou, et dans diverses autres régions, avec assez d'intensité pour inquiéter la malade; mais, quand ces dernières douleurs de la tête ont existé, l'estomac n'était le siége d'aucune douleur, et c'est lorsque l'affection a complètement quitté les régions supérieures que la gastralgie s'est renouvelée avec tout le cortége des phénomènes nerveux que je viens d'indiquer sommairement.

« Veuillez, etc., etc.   Signé : SILVY. »

Toux nerveuses, suffocations, douleurs et crampes d'estomac, irritations utérines, palpitations, oppressions, migraines, sciatiques, etc., tel est en effet l'ensemble des maux que nous avons bien observés, ainsi que notre collègue de Grenoble, et pour lesquels Mme B*** est venue quatre fois aux eaux d'Aix dans l'espace de dix ans, et dont elle a fini par guérir ; nous l'avons revue et soignée en 1850, mais seulement pour une dureté d'ouïe.

Mme B^{***} a toujours pris environ dix-huit étuves ou douches chaque fois qu'elle est venue à Aix. Elle a eu, il est vrai, beaucoup de réapparitions rhumatismales pendant les premières cures surtout ; mais, avec toute son exaltation nerveuse, il est à remarquer qu'elle a toujours bien supporté la stimulation des eaux, contrairement peut-être à ce qui se serait passé, si la névropathie n'eût été de nature rhumatismale. Aujourd'hui donc, cette malade jouit d'assez d'embonpoint, et, de tous ces maux, s'il reste quelque chose, on ne peut guère en accuser qu'une constitution éminemment nerveuse, avec toutes ses exagérations de sentiments ; mais, quant au principe rhumatismal, il ne nous paraît plus exister.

Nous donnons depuis fort longtemps des soins à deux personnes extrêmement nerveuses, que nous ne pourrions mieux comparer qu'à Mme B^{***}, si leur constitution n'était pas mieux conservée. Nous n'avons jamais bien reconnu l'existence d'un principe rhumatismal chez elles, quoique nous l'ayons depuis longtemps soupçonné ; il ne nous a pas été possible non plus, malgré des tentatives multipliées, faites avec tous les ménagements, de leur faire supporter une douche ou une étuve sans de grandes fatigues. Comme il ne s'est trouvé du reste ni hérédité, ni transmission rhumatismale, ni surtout asthénie chez ces deux malades, nous avons dû renoncer à l'idée de rhumatisme.

L'intolérance de l'affection essentiellement nerveuse pour la stimulation sulfureuse, la diversité de la douleur, qui est encore plus rapide, plus lancinante, et l'influence moindre de l'état morbide sur l'ensemble de la constitution, ne sont-ils pas des moyens suffisants pour établir le diagnostic de ces névropathies douteuses?

Vme OBSERVATION.

RHUMATISME CONSTITUTIONNEL, ARTICULAIRE ET VISCÉRAL (CACHEXIE).

Madame D***, rentière, de Valence, trente-cinq ans, lymphatique, constitution délicate, peau fine, née de parents sains, mère d'un enfant, bien réglée, sujette à des flueurs blanches abondantes, est atteinte sans cause bien appréciable, depuis douze ans, de douleurs qui ont été fixées d'abord sur l'estomac, puis successivement de toux sèche, d'irritations au gosier, de céphalalgies, et enfin, depuis trois ans, de douleurs articulaires, fixées aux pieds et aux mains spécialement, et accompagnées depuis une année surtout de tuméfaction des articulations, craquements, œdèmes des pieds et des poignets. De temps en temps, elle accuse une douleur assez vive et continue sur la région précordiale; il y a du bruit de souffle dans les carotides, le pouls est assez faible, de la rougeur habituelle des yeux, conjonctivite chronique, pesanteur et douleur dans le bas-ventre, faiblesse générale, peu d'appétit et de sommeil, la vie est languissante. Mme D***, arrivée à Aix le 4 juillet 1847, dans l'état susmentionné, y est restée un mois, pendant lequel elle a pris seize étuves de quinze minutes chacune; une verrée d'eau sulfureuse chaque matin. Les bains d'eau minérale n'ont pu être supportés, parce qu'ils ont toujours amené de la raideur et de la douleur. Pendant cette cure, toutes les douleurs se sont vivement exacerbées, comme cela arrive dans cette sorte de rhumatisme; la *poussée* a paru le huitième jour; des accès réguliers de fièvre pendant quatre jours de suite ont paru et disparu sans autre moyen que les étuves. Cette malade a quitté les eaux, lasse d'une cure pénible, mais dormant et digérant mieux. Trois mois après, l'amélioration a été sensible. Elle est revenue en 1848 et 1849. Ces cures ont toujours été par les bains de vapeur seulement, et jamais plus de dix-huit par saison. Aujourd'hui, tous ses gonflements et craquements ont disparu, tous ses viscères fonctionnent bien; elle est rentrée dans son état de force ordinaire; rien depuis lors n'a manifesté la présence du principe rhumatismal chez cette malade, que nous avons eu l'occasion de revoir.

RÉFLEXIONS.

Ces cinq observations présentent à un degré divers le rhumatisme généralisé, dans toutes ses formes, arrivant jusqu'à la cachexie, mais sans se départir du caractère de mobilité et d'intermittence qui distingue le principe rhumatismal.

La quatrième observation est un type de névropathie rhumatismale : quel est l'organe de la poitrine ou de l'abdomen qui n'a pas été affecté ; cependant nulle part le mal n'a laissé de traces ; le traitement des eaux a rétabli la santé parfaite.

Dans la deuxième, les bronches et le cœur ont surtout été affectés de la même forme névralgique ; c'est un de ces cas sur lesquels nous reviendrons plus tard, et où les palpitations ne contre-indiquent pas l'usage des eaux sulfureuses.

Dans la troisième, le tempérament lymphatique-sanguin laisse dominer la forme nerveuse, c'est-à-dire l'irritation rhumatismale, siégeant sur les muscles et les viscères.

Dans la première et la cinquième, le rhumatisme est à la fois musculaire, viscéral, articulaire. L'affection commence d'emblée par un viscère ; et, comme si ce mal perdait en profondeur ce qu'il gagne en surface, les engorgements articulaires ne laissent bientôt plus de traces.

L'atteinte portée aux centres nerveux est à noter

dans la première : elle est caractérisée par la perte de
la mémoire, l'affaiblissement du sensorium, la paralysie incomplète. La cure en une année est extrêmement remarquable. La cinquième observation peut
être appelée non-seulement une diathèse, mais une
cachexie rhumatismale; quand le mal s'est longtemps
exercé sur tous les appareils de la vie organique et de
la vie animale, il conduit les tempéraments lymphatiques à une sorte de cachexie; les constitutions les
plus robustes finissent même par prendre le cachet
asthénique des diathèses.

Notons, pour y revenir plus tard, que la cure a,
dans tous les cas, fait passer le malade par toutes les
phases de sa maladie. Le réveil des douleurs, voilà la
pierre de touche, pour nous, qui nous découvre les
états latents, l'intensité de l'affection, sa nature, son
degré de curabilité. Tant qu'il se produit à l'appel de
la médication, le mal n'est pas détruit dans son principe. La longueur des cures est en rapport avec l'ancienneté et l'intensité du mal; aussi a-t-il fallu, pour
plusieurs des précédents malades, plusieurs cures successives.

RHUMATISME CONSTITUTIONNEL LOCALISÉ.

Ce principe rhumatismal que nous venons de voir si
reconnaissable à sa mobilité, à son intermittence, à sa
manière d'être, si remarquable dans sa généralisation,
se limite quelquefois de manière à en imposer pour

une inflammation ordinaire, une névralgie, et peut alors déterminer des lésions organiques. Ainsi le rhumatisme mono-articulaire peut amener la tumeur blanche; le rhumatisme de l'utérus, un engorgement de cet organe; le rhumatisme des organes respiratoires, la phthisie. Il importe donc essentiellement de le reconnaître sous ces diverses formes, pour ne pas perdre un temps précieux dans la curation locale d'une affection essentiellement générale. Le rhumatisme, plus que toute autre affection diathésique, peut être appelé d'un organe important sur les extrémités ou sur le tronc, où il avait son siége primitif; d'où résulte la possibilité de dégager les centres nerveux, le cœur, l'estomac, etc., de ses dangereuses étreintes, sans attendre les efforts de la nature, efforts si irréguliers et si capricieux dans cette maladie. Rodamel parvint à rappeler aux extrémités inférieures, au moyen de vésicatoires, un rhumatisme fixé depuis quatre ans sur l'estomac. Or, aucun dérivatif n'est aussi propre que la médication hydro-sulfureuse à faire lâcher prise à la maladie ainsi fixée, et à lui rendre son caractère de mobilité; car le premier effet de cette médication est de faire reparaître d'anciennes douleurs. Une fois déplacé ou divisé, le mal est déjà à moitié vaincu.

Les observations suivantes ont trait à ce rhumatisme constitutionnel localisé.

VIe OBSERVATION.

RHUMATISME CONSTITUTIONNEL, LOCALISÉ SUR LES CENTRES NERVEUX.

« Meximieux, le 22 juillet 1847.

« M. M*** est malade depuis un mois. Après une
course très longue à pied, par une forte chaleur,
M. M*** éprouva un refroidissement de la peau qui
détermina un petit frisson dans la région dorsale, et
le lendemain, sans qu'il y eût de la fièvre, les deux
membres supérieurs furent frappés d'une paralysie
presque complète du mouvement, avec conservation
du sentiment, qui toutefois fut un peu affaibli; point
de chaleur anormale, point de gonflement dans les
membres affectés, rien qui pût dénoter un rhumatisme articulaire aigu; le malade éprouvait seulement
une vive anxiété nerveuse, des inquiétudes pénibles,
douloureuses même, dans toutes les parties du corps;
la langue était catarrhale et très épaisse. Dès le quatrième jour, la paralysie menaçait d'envahir l'œsophage
et les organes respiratoires; et, vers le dixième jour,
les membres inférieurs, jusque-là parfaitement libres,
s'affaiblirent à leur tour, et la paralysie fut générale.
En face de pareils symptômes et de la cause qui les
avait fait naître, j'ai dû considérer la maladie comme
étant une affection rhumatismale de la moëlle épinière,

avec suffusion de sérosité dans les membranes rachi-
diennes ; enfin , une véritable apoplexie séreuse de la
moëlle produite par la répercussion de la transpiration
cutanée , fixée d'abord dans la région dorsale et pro-
pagée ensuite sur tout le trajet de la colonne.

« Traitement employé : Sangsues à l'anus ; vésica-
toire sur la région dorsale , puis au bras ; boissons
émollientes et puis légèrement diurétiques , puis amè-
res ; purgations à l'eau de sedlitz tous les jours pendant huit jours , puis tous les deux ou trois jours ;
frictions sèches sur les membres ; enfin , depuis huit
jours , promenades en voiture. Sous l'influence de ces
moyens, M. M*** a vu son état s'améliorer, mais lentement. J'ai la ferme confiance que vos eaux thermales ,
etc. Signé : Roux ,

« *De Meximieux.* »

Monsieur M*** est resté environ quarante jours à Aix ;
il a pris vingt-quatre douches (à deux doucheurs) aux
Princes, divisées par séries de trois ; il a eu un repos de
huit jours après sa douzième douche ; tous les quatre
jours , un bain sulfureux d'une heure , à 28 degrés ;
après le bain , application de six ventouses sèches sur
le trajet de la colonne ; une ou deux verrées d'eau sulfureuse chaque matin. M. M***, qui, à son arrivée, avait
besoin du secours de trois personnes pour entrer et
sortir de son bain , qui ne pouvait ni marcher, ni même manger seul , ni enfin satisfaire aucun besoin sans
le secours de quelqu'un , a pu faire à la fin de sa cure

environ six cents pas, s'aidant uniquement du bras de son serviteur. Quelques mois après, nous avons eu de ses nouvelles pour apprendre qu'il reprenait chaque jour ses exercices habituels ; il restait néanmoins de la faiblesse aux extrémités inférieures et un principe rhumatismal encore intense à détruire. Il est donc revenu l'année suivante. Il a repris vingt-quatre douches et des piscines au lieu de bains mitigés, et, deux mois après cette seconde cure, M. M*** était en état de pouvoir marcher pendant six heures dans le jour.

Néanmoins, il est revenu en 1849 et 1850 prendre, par mesure préventive, chaque fois douze douches en quinze jours de séjour.

Aucun phénomène, à part les transpirations, un peu de diarrhée et la réapparition rhumatismale sur les membres, n'a été observé pendant ces cures ; aucun fait inquiétant ne s'est manifesté ; aucun médicament étranger aux eaux n'a été employé.

Monsieur M*** est âgé de soixante et quelques années ; il est sanguin, bien constitué, n'a jamais eu aucune affection grave ou virulente ; mais il est à noter qu'il était déjà venu vingt ans auparavant aux eaux d'Aix pour une affection rhumatismale des membres, dont il ne s'était du reste plus ressenti.

VIIme OBSERVATION.

HÉMIPLÉGIE RHUMATISMALE.

16 Juin 1846.

Malade de l'hospice Haldiman. — Catherine C***,
de Saint-Chamont, 19 ans, bergère, mal réglée, lymphatique, mal nourrie, mal logée, sujette à des douleurs (pas d'antécédents sur sa famille), était malade
depuis deux ans par suite de suppression de transpiration après avoir couché sur le sol humide. Son affection a débuté par des frissons, des céphalalgies lentes
et profondes qui ont duré près de six mois sans occasionner de grands troubles ; puis sont survenus des
fourmillements, des engourdissements, la paralysie de
tout le côté gauche, quelques vomissements, de la
constipation, un peu de dérangement dans l'émission
des urines, etc. On lui a appliqué des sangsues et des
vésicatoires pour combattre ces premiers symptômes,
puis son état est resté stationnaire.

Elle est arrivée à Aix dans un état d'amaigrissement
assez notable, la face pâle, parlant avec lenteur et
difficulté, la langue encore légèrement déviée, traî-
nant la jambe et ne pouvant marcher sans le secours
d'une canne et d'une béquille, ressentant parfois des
douleurs dans les bras, les jambes, etc., les fonctions
principales se faisant du reste passablement.

Son traitement s'est composé de dix-huit douches aux Princes, par séries de trois et de quinze minutes chacune, de dix bains de piscine, de une à deux verrées d'eau chaque matin.

Sous l'influence de ce traitement, la jambe a déjà repris du mouvement et de la force à Aix; mais, deux ou trois mois après les eaux, l'amélioration a été si notable que la malade a pu entrer dans une fabrique pour y travailler; ses règles sont devenues plus abondantes; elle a repris de l'embonpoint, a quitté tout à fait sa béquille; il ne lui restait en résumé qu'une légère faiblesse du côté gauche.

Dans le cours de l'hiver, des douleurs de rhumatisme articulaire avec enflure ont paru sur le côté droit, et, après avoir duré environ vingt jours à l'état aigu, ont fini par disparaître. Elle est revenue à Aix l'année suivante, où elle a encore suivi un traitement d'un mois. Aujourd'hui, cette malade est parfaitement guérie.

Il faut croire que, si nous eussions eu une affection grave du cerveau, la guérison n'eût pas été aussi rapide; cette affection ne peut donc s'expliquer que par cause rhumatismale, surtout eu égard aux douleurs articulaires qui ont paru l'hiver suivant. Le résultat de la première cure a été, comme dans l'observation précédente, de déplacer le mal et de l'atténuer en le portant à la périphérie; et deux cures ont, chez un sujet jeune, parfaitement suffi pour la guérison radicale. Quand, dans un cas semblable, le malade donne plus de détails sur ses antécédents, que son état rhumatismal est mieux connu, on peut, sans crainte de l'état du cerveau, le soumettre dès le début à l'action du bain de vapeur avant la douche.

VIIIme OBSERVATION.

RHUMATISME CONSTITUTIONNEL, LOCALISÉ SPÉCIALEMENT
SUR L'ESTOMAC ET LES BRONCHES.

« Lyon, 10 juillet 1839.

« Malgré les douleurs fixes que Mme B*** éprouve de temps en temps dans l'épigastre, je ne vois point chez elle de gastrite ; malgré ces petits crachats muqueux qu'elle rend de temps en temps même mêlés de sang, je ne vois point non plus de catarrhe péripneumonique. Mme B*** a depuis quelques années perdu ses règles ; elle a éprouvé, il y a douze ou quinze mois, un refroidissement qui lui a donné de la fièvre et des douleurs assez vives dans les épaules, sur le thorax, les jambes et les lombes ; elle était déjà sujette antérieurement à des douleurs rhumatismales. Je crois donc que ce qu'elle a maintenant est un rhumatisme fixé sur l'épigastre et sur les bronches. Je conseille vingt sangsues au fondement, et, aussitôt après, l'usage des eaux d'Aix.   Signé : C. BOUCHET,

« Ex-ch. m. de l'Hôtel-Dieu. »

Madame B*** est venue pendant trois ans à Aix ; elle a pris chaque année dix-huit bains de vapeur et bu chaque matin une verrée d'eau sulfureuse. Ses malaises ont paru et disparu pendant les deux premières cures ; les douleurs se sont fixées avec plus de persistance sur les membres en abandonnant les organes dès la fin de la première cure. Enfin, la troisième année, nous n'avons plus eu de manifestation ; ce qui nous a fait considérer cette malade comme guérie.

N'étant point encore arrivée à l'âge critique, ses règles ont reparu de temps en temps ; jusqu'à ce jour, sa guérison ne s'est nullement démentie.

Incontestablement, l'affection avait ici une tendance à se fixer sur les viscères, où elle aurait fini par amener des désordres plus ou moins graves ; après les troubles fonctionnels seraient survenus les troubles organiques. Tout traitement local était inopportun, toute dérivation locale inutile ou temporaire. Nous avons vu reparaître avec le plus grand avantage et la plus grande chance de curation les douleurs périphériques.

IXme OBSERVATION.

RHUMATISME CONSTITUTIONNEL, LOCALISÉ SUR LA POITRINE
ET SUR LE COEUR.

« Paris, 6 juin 1829.

« Monsieur L*** est atteint depuis plusieurs années d'une névralgie rhumatismale, laquelle, fixée long-temps sur la tête, a donné lieu à une céphalée grave ; quelquefois elle s'est portée sur la poitrine et a déter-miné un catarrhe pulmonaire ; enfin, l'affection a eu son siége sur le cœur et s'est traduite par des palpita-tions incommodes.

« Les eaux d'Aix en Savoie, prises en boisson et en bain, seront de rigueur ; il faudra y joindre les douches sur les extrémités inférieures seulement, afin de déter-miner une révulsion puissante relativement à la tête, à la poitrine et au cœur.   Signé : DOUBLE. »

Monsieur L***, cinquante ans, bien constitué, sans hérédité connue, n'ayant jamais fait de maladie bien grave, est resté un mois à Aix. Il a été soumis à un traitement de vingt bains de vapeur au Centre, N° 1, séries de trois ; une verrée d'eau de soufre chaque matin.

Il est parti d'Aix, après y avoir éprouvé beaucoup de malaises et de fatigues diverses, et ne ressentant pas d'amélioration bien notable. Plus tard cependant, sa guérison s'est consolidée, il a vu disparaître beaucoup de ses maux, et dans le courant de l'hiver qu'il a passé en Italie, ses douleurs de tête surtout ont entièrement cessé. Il est revenu l'année suivante; il a repris les eaux de la même manière, sans fatigue, et il est parti dans un état satisfaisant, n'accusant plus aucun malaise.

Céphalée, catarrhe, palpitations, ne constitueraient pas un rhumatisme pour certains praticiens; et pourtant le jugement de M. Double a été confirmé ici par la guérison. Dans toute autre supposition, les symptômes produits par les eaux et le résultat final eussent été différents.

Xme OBSERVATION.

RHUMATISME CONSTITUTIONNEL, AVEC TENDANCE A SE LOCALISER SUR LE COEUR.

Monsieur V***, marchand de vin, exposé souvent à l'humidité, quarante ans, lymphatique sanguin, né de parents sains, n'ayant jamais fait de maladies sérieuses, arriva aux eaux d'Aix en juillet 1845, affecté depuis quarante jours, pour la première fois, d'un rhumatisme articulaire aigu qui avait envahi les principales articulations des extrémités supérieures et inférieures; les deux pieds étaient encore fortement tuméfiés et douloureux; le cœur battait avec

beaucoup d'énergie, il y accusait des lancées douloureuses, on entendait un bruit de souffle ; pouls
accéléré, appétit du reste assez bon, sommeil passa-
ble et la tête facile à se congestionner. Ce malade est
resté à Aix environ un mois ; il a pris vingt bains de
vapeur au bouillon, de vingt minutes chacun, séries
de trois ; point de bains ; il a bu deux ou trois verrées
d'eau d'alun chaque matin. Il a eu d'abondantes
transpirations, n'a nullement été éprouvé par son
traitement, si ce n'est par des réapparitions rhumatismales. Les troubles du cœur ont disparu assez rapidement et le malade est parti marchant bien. Nous lui
avons cependant conseillé de revenir l'année suivante
par mesure de précaution. Il est en effet revenu en
juin 1846, n'ayant plus eu aucune atteinte ni menace
de rhumatisme. Nous l'avons alors soumis à l'action
de douze bains de vapeur et douches au N° 2 du
Centre, de quinze minutes chacun, séries de trois ;
après cela, ce malade n'ayant accusé aucune réapparition rhumatismale, nous nous sommes cru parfaitement en droit de le considérer comme guéri ; nous
l'avons donc renvoyé. Nous avons eu chaque année
l'occasion de le revoir à Lyon. Sa guérison radicale ne
s'est pas démentie.

Si nous n'avons pas paru jusqu'ici attacher autant
d'importance aux palpitations que leur en donnent les
partisans exagérés des affections organiques du cœur
dans le rhumatisme, c'est que nous croyons que ces
palpitations sont souvent nerveuses, et qu'au lieu de

désordres organiques, nous n'avons souvent que des désordres fonctionnels que les eaux jugent rapidement. M. Bouillaud lui-même ne dit-il pas que les lésions organiques du cœur ne s'observent qu'à la suite du rhumatisme articulaire aigu, très intense. Or, les huit dixièmes des rhumatisants n'ont jamais eu de ces accès.

XIme OBSERVATION.

RHUMATISME CONSTITUTIONNEL, SPÉCIALEMENT FIXÉ SUR LES GLANDES CERVICALES.

« L'affection rhumatismale se porte fréquemment sur les glandes, principalement sur celles du cou, des aisselles, des aines, etc. Lorsque cela arrive, les glandes enflent et deviennent douloureuses surtout au toucher, etc. » *(Monographie du rhumatisme,* par Duringe. Nouvelle édition, 1855.)

« Lyon, 17 juin 1838.

« Les engorgements que Mme C*** porte depuis deux ou trois ans dans les glandes cervicales, me paraissent évidemment provenir d'une cause rhumatismale. Les douleurs avec ou sans gonflement que Mme C*** a souvent ressenties dans les genoux, dans les pieds, le long du tendon d'Achille, dans les épaules, etc., l'aug-

mentation des engorgements dans la saison froide et
humide, la santé bonne sous tous les autres points,
ne me laissent aucun doute à cet égard. En consé-
quence, je conseille à Mme C^{***} l'usage graduel, pru-
dent, mais prolongé, des eaux d'Aix en Savoie, etc.

« Signé : C. BOUCHET,
« *Ch. m. de l'Hôtel-Dieu.* »

Cette dame est venue à Aix pendant quatre années
consécutives ; elle a pris chaque année vingt bains de
vapeur à l'Enfer, deux ou trois verrées d'eau de soufre
chaque jour ; elle a eu des transpirations excessives,
des réapparitions rhumatismales, et a vu enfin disparaître ses engorgements glandulaires et ses douleurs.

Cette appréciation de M. Bouchet donne à cette observation beaucoup d'importance ; la cure a contribué
à nous confirmer le diagnostic de l'habile chirurgien
lyonnais.

Dans ce cas, l'eau de Challes eût accéléré la cure ;
mais elle n'était pas encore découverte à cette époque.

Nous avons donné des soins en l'année 1850 à une
dame de Saint-Etienne pour un cas identique, mais
avec la combinaison de l'eau de Challes. L'observation est trop récente, et la guérison du reste est encore
imparfaite ; nous en ajournons donc la publication.

La cure du rhumatisme par les eaux d'Aix est un
puissant moyen de reconnaître cette affection, dont les
caractères sont souvent si obscurs.

XIIme OBSERVATION.

RHUMATISME CONSTITUTIONNEL, SPÉCIALEMENT FIXÉ
SUR L'UTÉRUS ET LES CENTRES NERVEUX.

« Nancy, 2 juin 1849.

« Madame X***, trente-trois ans, tempérament lym-
phatico-nerveux, est mère de deux enfants, dont l'aîné
a neuf ans. Elle est issue d'un père goutteux, qui a
eu une sciatique ; elle-même a éprouvé des douleurs
rhumatismales, contractées dans un logement humide
où elle est restée près de dix ans et pendant ses deux
couches. Sa mère est morte à cinquante-deux ans
d'une péritonite ; elle était atteinte d'une miellite chronique.

« Depuis plusieurs années, Mme X*** éprouve des
douleurs dans le bas-ventre, des tiraillements dans les
aines, de la fatigue au moindre exercice ; elle a des
flueurs blanches ; les menstrues sont régulières, mais
depuis quelque temps cependant, entre chaque époque, il se fait pendant un jour ou deux un écoulement
de sang, la matrice a son volume normal, elle jouit
de toute sa mobilité, elle est un peu plus sensible
postérieurement ; une légère érosion a existé à la lèvre
antérieure du museau de tanche, mais elle a disparu
sous l'influence de la cautérisation avec l'azotate d'ar-
gent.

« Cependant l'affection utérine n'est pas, au moins je le crois, la maladie principale ; il pourrait même se faire que le départ des phénomènes dont je viens de vous entretenir fût sous la dépendance d'un état morbide sur lequel je vais appeler spécialement votre attention : douleur vive, s'exaspérant par la pression et régnant dans toute la longueur des gouttières vertébrales, s'irradiant de chaque côté et suivant le trajet des nerfs rachidiens, en présentant sur chaque filet nerveux divers foyers de douleur ; la marche est fatigante, elle augmente la douleur névralgique et les douleurs utérines, elle agit même sur le cerveau et rend le travail intellectuel pénible. Tout a été employé contre cette maladie, que je m'abstiens de qualifier. Est-ce une rachialgie ou une névralgie intercostale, lombo-abdominale ? Je le désire. Est-ce une méningite rachidienne, chronique ? Je le crains. Veuillez, Monsieur, me dire si je dois conseiller les eaux d'Aix à cette malade, et si vous consentiriez à lui donner vos soins.

« J'ai l'honneur d'être, etc.   Signé : BERTIN.

« *N. B.* — Je crois devoir vous faire observer que, chaque année, l'été a été favorable à la malade. »

L'habitation humide, l'hérédité goutteuse, la marche lente de l'affection, l'influence heureuse de la chaleur, laissaient encore du doute sur la nature rhumatismale du mal ; mais la cure le lèvera complètement.

Madame X*** est arrivée à Aix le 20 juin ; elle y est

restée environ cinquante jours ; elle a pris vingt-cinq douches aux Princes, divisées par séries de deux et quatre, de quinze à vingt minutes chacune : repos de six jours à l'époque menstruelle, qui a eu lieu deux fois dans le mois ; dix bains ; une ou deux verrées d'eau d'alun chaque matin. Des fatigues de tout genre, des réapparitions de douleurs sur tous les points, ont eu lieu à l'estomac, aux épaules, au thorax, etc. Les transpirations ont été assez abondantes, et, quand la malade partit, sa marche était plus sûre et plus facile, son sommeil et son appétit meilleurs.

A la fin du mois de décembre suivant, la malade nous faisait part de la continuation d'un état meilleur ; les fatigues et les pesanteurs utérines ne l'inquiétaient plus, les règles revenaient régulièrement. Nous avions donc déjà agi puissamment sur l'état de l'utérus, et l'affection était déplacée, sinon entièrement guérie.

Madame X*** est arrivée de nouveau à Aix en juin 1850, marchant assez bien, n'accusant plus rien du côté de l'utérus, mais se plaignant de crampes et de douleurs momentanément assez vives soit à l'estomac, soit autour de la poitrine, avec quelques dérangements fonctionnels de l'organe.

Le traitement, cette seconde fois, a été de vingt douches et dix bains. Pendant tout ce temps, Mme X*** n'a presque pas souffert et a bien supporté toute sa cure ; il y a eu peu de manifestations. Si nous en jugeons d'après le résultat de la première cure de Mme X***, et surtout d'après le résultat de trois cures faites à Aix

par le frère de Mme X***, atteint et guéri radicalement
d'une affection en tout semblable et prise dans les
mêmes conditions, nous considérerons ce cas comme
un cas de guérison.

XIIIme OBSERVATION.

RHUMATISME CONSTITUTIONNEL, SPÉCIALEMENT FIXÉ SUR
L'UTÉRUS. — OPHTHALMIE DE MÊME NATURE.

Madame G***, rentière, de Lyon, trente ans, tempérament lymphatique, n'a jamais fait de maladie grave;
elle a eu souvent des douleurs vagues et légères sur
les membres et le tronc. Mariée depuis huit ans, elle
a fait plusieurs couches, à la suite desquelles l'utérus
s'est trouvé le siége d'irritations constantes et augmen-
tant au point d'amener des fatigues de tout genre :
bas-ventre douloureux, mouvements de la marche
pénibles, sécrétion blanche abondante, organe tumé-
fié. Cette malade était depuis quatre ans surtout dans
cet état; sous l'influence de divers traitements, elle a
été mieux et plus mal successivement. Enfin, des douleurs se sont montrées intenses aux épaules; une ophthalmie est survenue, pendant laquelle l'utérus s'est
trouvé mieux. Dès lors, on a trouvé une indication,
et la malade a été envoyée aux eaux d'Aix.

Elle y est arrivée le 10 juin 1846, dans l'état que nous

venons de mentionner. N'ayant pu supporter le bain d'eau mitigée, elle a été envoyée au Vaporarium, où elle restait vingt minutes chaque matin, et cela consécutivement pendant les huit premiers jours ; elle ne s'est reposée que trois fois pendant cette cure, qui a toute été consacrée aux bains de vapeur, et qui a été remarquable par la cessation rapide de l'ophthalmie et la disparition progressive des pesanteurs, irritations et douleurs utérines ; ce qui n'eût pas eu lieu pour une phlegmasie chronique simple, avec ou sans engorgement. Cette malade a obtenu sa guérison par deux cures successives, une en 1847, et la dernière en 1848.

RÉFLEXIONS.

Le rhumatisme de l'utérus a appelé l'attention des accoucheurs soit pendant l'état de grossesse, parce qu'il prédispose à l'avortement ; soit pendant les couches, parce qu'il trouble l'action régulière du travail par de fausses et inutiles douleurs. Mais pourquoi, dans l'état de vacuité, un organe auquel il ne manque aucune des causes prédisposantes du rhumatisme, structure fibro-musculeuse, sensibilité propre et sympathique très développée, fluxions physiologiques, congestions maladives, serait-il privilégié à l'endroit du rhumatisme ?

Peu d'auteurs ont décrit cette espèce de rhumatis-

me ; il n'est que mentionné dans le *Compendium* déjà
cité. Rodamel est celui qui a parfaitement traité et
compris cette question au point de vue de la symptô-
matologie ; ses observations sont trop importantes pour
ne pas en citer au moins une ou deux.

RODAMEL. — L'utérus reçoit souvent les impres-
sions du rhumatisme , surtout chez les femmes qui ont
fait des enfants. Outre les rapports de sympathie qu'i
a avec les viscères et les principaux organes , outre les
fonctions qu'il remplit et les changements divers qu'il
éprouve dans les différents âges , l'utérus , après l'accouchement , est souvent relâché ou placé dans une
position nouvelle qui le rend fluxionnaire et provoque
sur lui le transport rhumatismal.

I. — En janvier 1806 , je fus à même d'observer ce
transport rhumatismal sur l'utérus , trois jours après
la cessation des règles. La malade était sujette depuis
plusieurs années à des douleurs rhumatismales , alors
activées par l'état de la saison et déterminées par le
froid humide du Rhône , auquel elle s'était exposée.
Le rhumatisme abandonna subitement la jambe droite,
où il sévissait avec violence depuis plusieurs jours et
sans intervalle sensible ; la douleur agit vivement sur
l'organe utérin , qui venait d'être fluxionné par la
fonction périodique. Cette douleur aiguë et lancinante
s'offrait avec l'intermittence et les caractères de celles
qui ont lieu dans l'accouchement ; l'hypogastre était
sensible au toucher, et l'utérus soulevé s'offrait volumineux et sensible..... Les moyens propres à déloger

le rhumatisme et à calmer l'irritation locale eurent un plein succès, et l'apparition d'une forte douleur qui sévit le lendemain sur le genou gauche, avec cessation de tout mal-être à la matrice, ne laissa aucun doute sur le transport rhumatismal.

II. — Une femme de trente-un ans, d'une constitution robuste, contracta en 1802 un rhumatisme dans l'atmosphère humide d'un magasin où elle avait eu l'imprudence de se tenir onze jours après son premier accouchement ; les douleurs se manifestèrent aux deux bras, ensuite dans le dos et bientôt dans les lombes.

- En 1804, les douleurs attaquèrent à trois reprises différentes le côté droit de la tête ; elles sévirent avec une violence presque insoutenable, et, quelques mois après, elles se firent sentir aux extrémités.

En 1805, les douleurs reparurent au bras avec le caractère lancinant ; elles se portèrent de là dans la région hypogastrique, sur l'utérus, où elles furent très aiguës, parfois rongeantes, selon l'expression de la malade ; bientôt elles s'étendirent jusque dans les lombes, les hanches et les cuisses, s'exaspérèrent sous forme intermittente et furent accompagnées d'une perte blanche abondante, qui paraissait pour la première fois. La région hypogastrique était douloureuse au toucher, mais sans tuméfaction ; l'utérus, très sensible à son orifice, légèrement relâché et sans engorgement apparent ; les urines, âcres et brûlantes dans leur émission, et le pouls concentré, sans accélération. C'est dans cet état que je la trouvai, quand je fus appelé à lui donner des soins ; cet état se soutenait depuis une dizaine de jours ; elle en a eu deux de calme produit par le flux menstruel , dont la cessation fut le signal de retour pour le rhumatisme , qui tourmenta l'utérus avec la même violence. Un soulagement sensible suivit l'emploi des moyens que je conseillai ; bientôt la douleur , en abandonnant l'utérus , s'était portée au bras gauche , et il ne pouvait plus s'élever d'incertitude sur la cause. Cependant, après quelque temps de permanence au bras , la douleur s'était de nouveau portée sur la matrice..... La malade abandonna l'idée d'un dépôt laiteux et adopta dès lors celle d'un cancer. Sur mon refus de la croire, elle me retira sa confiance... Au mois de mars 1806 , les douleurs à la matrice étaient devenues permanentes ; elles étaient habituellement moins aiguës, mais elles s'exaspéraient par intervalles ; et alors , occasionnant les mêmes accidents dont je l'avais délivrée , elles la forcèrent de nouveau à recourir à mes soins. L'utérus s'offrait sain et moins sensible au toucher ; la perte blanche , âcre et très abondante ; la cessation des douleurs , totale aux extrémités. Je la perdis de nouveau de vue ; elle me retira sa confiance jusqu'en 1808 , où, sans être appelé, je me rendis chez elle pour vérifier mon pronostic. Je la trouvai en proie aux mêmes souffrances ; les douleurs avaient été moins soutenues pendant les chaleurs de l'été , et ne s'étaient fait sentir vivement que sous l'influence des changements de l'atmosphère. Aux approches de l'hiver, les douleurs avaient commencé à sévir avec violence : c'était toujours avec des horripilations, sous forme lancinante ; la perte blanche était si âcre, qu'elle excoriait les parties externes ; et, si aux symptômes déjà caractérisés on ajoute l'anorexie et l'amaigrissement devenus sensibles, on n'aura plus de doute sur l'existence d'une inflammation chronique de l'utérus occasionnée par le transport rhumatismal.

DES LÉSIONS CONSÉCUTIVES DU RHUMATISME.

Dans les observations précédentes, nous avons fait jouer le premier rôle à l'état général, à la diathèse, et l'état local a dû être mis au second rang, à cause de son plus ou moins de mobilité. Dans les observations suivantes, l'état local joue un rôle important, et nous devons le faire ressortir au point de vue du traitement : par exemple, si un rhumatisme articulaire se fixe et se transforme en tumeur blanche, si un rhumatisme de l'utérus dégénère en engorgement, si un rhumatisme des bronches ou de la vessie finit par donner lieu à un catarrhe pulmonaire ou vésical, il arrive un moment où l'épithète de rhumatisme, ajoutée à ces affections, n'aura plus que la valeur d'une étiquette oubliée sur une liqueur altérée ; il arrivera un moment où le traitement du rhumatisme sera l'accessoire, et le traitement de la lésion organique, le principal.

Si, chez un rhumatisant, une entorse, une chute, appellent le rhumatisme sur une articulation, il faut tenir compte de cette cause traumatique autant que de la diathèse.

XIVme OBSERVATION.

RHUMATISME CONSTITUTIONNEL, LOCALISÉ SUR UN GENOU,
AVEC COMMENCEMENT DE TUMEUR BLANCHE.

« Saint-Jean de Bournay, 8 juillet 1845.

« Mademoiselle N*** souffrait depuis quelques années d'une douleur rhumatismale, fort légère, qui semblait n'offrir rien de sérieux. Des moyens simples furent employés et amenèrent du soulagement. Il y a quelques mois que Mlle N*** fut prise d'une gastro-entérite ; cette affection fut bientôt compliquée et suivie de bronchite. Tous ces accidents disparurent sous l'influence du traitement employé ; mais la douleur rhumatismale primitive se réveilla et vint prendre son siége dans l'articulation tibio-fémorale droite, dont le gonflement est considérable et la douleur très vive. Rien n'a pu prévenir la formation d'un phlegmon qui s'est abcédé naturellement. Les suites de ce phlegmon ont été, comme dans tous ces cas, longues à disparaître et ne le sont pas encore entièrement. Je lui ai conseillé l'usage des eaux, afin de résoudre l'engorgement articulaire du genou, que vous trouverez très considérable. Je pense qu'il n'y a que cet excellent moyen de traiter cette affection rhumatismale, qui a de grandes tendances à empirer, etc.

Signé : MURET. »

Mademoiselle N***, vingt ans, lymphatique, mal
réglée, constitution délabrée par les souffrances, pâle
et faible, est arrivée à Aix avec un genou volumineux, un peu déformé, sensible au moindre mouvement, et ne pouvant pas marcher; elle y est restée
jusqu'au 10 août, a pris des vapeurs et des douches
légères au début, divisées en séries de deux, et une
douche de vapeur locale le troisième jour, une verrée
d'eau sulfureuse chaque matin; elle a eu quelques
petits retours de douleurs, malgré les ménagements
excessifs que nous avons pris, et elle est partie d'Aix
seulement avec un léger mieux. Elle est revenue l'année suivante, le genou un peu moins volumineux,
mais avec une bien meilleure constitution, et pouvant
déjà faire quelques pas à l'aide d'une béquille et d'une
canne. Dans cette seconde cure, nous avons beaucoup
insisté sur les douches d'eau avec une pomme d'arrosoir très fine, et sur les douches de vapeur locales. Enfin, une troisième cure, la troisième année, est venue
achever la résolution de cet engorgement et faire avor-
ter entièrement la tumeur blanche.

Dans l'observation suivante, nous avons la tumeur
blanche plus avancée, avec suppurations internes,
absorptions du cartilage, déformation; notre rôle, dès
lors, ne consiste plus qu'à enrayer la marche de l'affection.

XVme OBSERVATION.

RHUMATISME CONSTITUTIONNEL, AVEC TUMEUR BLANCHE
DE PLUSIEURS ARTICULATIONS.

« Lyon, 29 juin 1847.

« Mademoiselle T***, de Belley, quatorze ans, lymphatique, née de parents sains, est affectée, depuis environ quinze mois, d'un rhumatisme général, avec déformation des extrémités osseuses dans presque toutes les articulations. L'année dernière, cette malade était réduite au dernier degré du marasme; elle était en proie à une fièvre dévorante. Un traitement hydrothérapique bien dirigé a fait disparaître les symptômes alarmants : la fièvre a disparu, les forces reviennent; mais les articulations sont bien loin de remplir leurs fonctions.

« Veuillez accueillir cette intéressante malade; combinez les eaux avec les mouvements artificiels et les bonnes positions; cherchez s'il ne serait pas possible de dépasser le point où nous en sommes, et au delà duquel nous n'avançons plus depuis quelque temps.

« Signé : BONNET,
« Ch. m. de l'Hôtel-Dieu. »

Nous avons surtout cité cette observation comme exemple des désordres rapides que peut produire l'af-

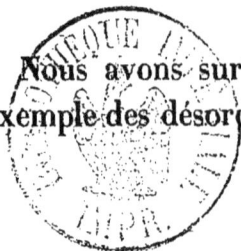

7

fection rhumatismale, quand elle surprend un être lymphatique et débile avant la puberté.

Mademoiselle T*** a fait trois saisons à Aix; elle a obtenu chaque fois quelque soulagement : les mouvements artificiels, la gymnastique des membres, avaient amené plus d'extension; quelques mouvements de marche pouvaient s'exécuter; la constitution était devenue meilleure par l'usage des eaux; et puis nous sommes enfin restés également stationnaires et impuissants devant un état général aussi grave. Aujourd'hui, cette malade reste percluе et marche péniblement à l'aide de deux béquilles.

Souvent les accidents de ce genre arrivent encore, mais avec moins de généralisation, à la suite des couches, quand la femme est épuisée par la souffrance et les pertes abondantes; nous en avons déjà vu à Aix un grand nombre d'exemples, dans lesquels on peut dire que l'affection rhumatismale se montre foudroyante.

XVIᵐᵉ OBSERVATION.

RHUMATISME CONSTITUTIONNEL, LOCALISÉ SUR LES VERTÈBRES DORSALES.

« Lyon, 3 juillet 1849.

« La maladie de Mᵐᵉ S*** date de l'inondation de 1840, qui submergea la maison qu'elle habitait. Elle

consista en un rhumatisme qui persista sur plusieurs
points et spécialement sur un point de la colonne ver-
tébrale, vers la sixième ou septième vertèbre dorsale,
qui s'altéra peu à peu ; ses fibro-cartilages se gonflè-
rent, et il survint une incurvation assez forte. Cette
altération et cette incurvation augmentèrent dans le
cours de deux grossesses.

« Parmi les moyens mis en pratique, etc. Aujour-
d'hui, je l'envoie à Aix sans l'espoir d'obtenir une guérison complète, mais bien pour détruire le principe et
enrayer la marche de l'affection.   Signé : RODET,

« Ch. m. de l'Antiquaille. »

Arrivée à Aix le 10 juillet, Mme S*** était pâle, abat-
tue, assez faible, sujette aux migraines : peu d'embonpoint, peu de sommeil et digestions mauvaises ; elle
portait un corset orthopédique, afin de se soutenir dans
la marche ; la gibbosité était de la grosseur d'un œuf,
un peu arrondie ; du reste, la menstruation assez régulière ; pas de phénomène de compression manifeste.
Son traitement s'est composé de douches aux Princes,
avec un jet spécial en pommes d'arrosoir sur l'épine
dorsale pendant les quinze et vingt minutes de douche ;
un bain de piscine tous les trois jours. Toutes ses douleurs ont successivement reparu ; la cure a été pénible ;
enfin, fatiguée, la malade partit le 1er août, prit quelques jours de repos pour revenir, le 20 du même mois,
faire une deuxième cure. L'hiver suivant fut bien
meilleur : l'embonpoint, l'appétit, les forces surtout
revinrent. Au printemps, Mme S*** quitta son corset et

put soutenir plus aisément des marches beaucoup plus longues. Le retour de la malade à Aix en 1850 nous a permis de constater un état général très satisfaisant ; une diminution de la tumeur lui faisait perdre la forme arrondie et prendre la forme aiguë. Mme S^{***} a fait de nouveau une cure d'un mois bien supportée , sans manifestation importante ; mais nous n'avons pas dépassé le point où nous en étions. L'état de la malade est satisfaisant , quoique stationnaire ; l'altération ne permettant pas une guérison plus radicale , les douleurs rhumatismales ayant disparu , nous n'avons pas cru devoir lui conseiller d'insister sur l'emploi des eaux.

RÉFLEXIONS.

Ce chapitre des lésions organiques consécutives est un des moins étudiés de l'histoire du rhumatisme : on y classe généralement beaucoup de tumeurs blanches, de rétractions tendineuses , de paralysies locales et les affections des tissus séro-fibreux du cœur ; mais les lésions des centres nerveux , telles que pourraient en amener des cas semblables aux observations VIme et VIIme, sont à peine indiquées dans les auteurs. On trouve dans Rodamel une observation de lésion organique de l'utérus, suite de rhumatisme localisé ; une autre de phthisie par la même cause. Il suffit de lire nos observations du rhumatisme constitutionnel localisé , pour

toucher au doigt ceci : que ce rhumatisme peut amener des lésions organiques, viscérales, aussi bien que
des tumeurs blanches. Comme cette cause est suscepti-
ble d'être guérie ou déplacée à temps, il vaut mieux
la voir trop souvent que de la méconnaître quelquefois ; nous emprunterons à MM. Patissier et Boutron-
Charlard l'énumération des affections viscérales que
l'épine rhumatismale peut déterminer :

« Les métastases rhumatismales sont très fréquentes
et déterminent diverses maladies. Ainsi elles produisent
sur la tête des névralgies ; sur les yeux, des ophthal-
mies ; sur les oreilles, la surdité ; sur les fosses nasales,
des corysas ; sur les gencives, l'ébranlement et la chute
des dents ; sur le larynx, l'aphonie ; sur les bronches,
le catarrhe pulmonaire ; sur les poumons, les pneumo-
nies latentes, l'asthme, la phthisie ; sur le cœur, des
palpitations ; sur l'estomac, l'intestin, des gastralgies,
des coliques ; sur le foie, l'hépatite avec ictère ; sur la
vessie, la cystite ; sur l'utérus, le gonflement du col
utérin, gonflement qui en impose pour un commencement de squirre, etc. Aujourd'hui qu'on ne recherche
que les organes souffrants, on ne s'occupe plus de l'é-
tiologie des maladies ; et cependant, dans le traitement des affections chroniques, on ne saurait trop tenir
compte de leurs causes, etc. »

AFFECTION COMPLEXE , SYPHILITIQUE ET RHUMATISMALE.

On trouve fréquemment parmi les malades des eaux
d'Aix la réunion de deux états pathologiques divers,
le rhumatisme et la syphilis. La réunion de ces deux
affections paraît les aggraver : il se produit alors aisément une cachexie plutôt qu'une diathèse. Il est peu
important d'en citer des observations ; tout le monde
connaît l'indication des eaux sulfureuses, associées
aux spécifiques, l'innocuité, la rapidité et le succès
complet des cures dans tous les cas de ce genre ; mais
il est aussi des cas obscurs dans lesquels les eaux servent à éclairer le diagnostic. Nous avions l'année dernière un malade aux douleurs duquel il était impossible d'assigner une cause : étaient-elles syphilitiques,
métalliques, rhumatismales ou goutteuses? ce malade
avait des goutteux et des rhumatisants dans sa famille,
et il avait fait de nombreux traitements pour des accidents secondaires ou tertiaires de syphilis. Les eaux en
boisson, combinées avec les bains de vapeur, ont
réussi : dès lors, les principes goutteux et syphilitique
ont dû être considérés comme étrangers à la maladie ;
il n'est plus resté que les causes rhumatismale et métallique ; les manifestations rhumatismales nous ont
servi à reconnaître l'existence du rhumatisme, à l'exclusion de la cause métallique.

AFFECTIONS CUTANÉES ET RHUMATISMALES.

On a souvent l'occasion de voir aussi une affection rhumatismale et une affection cutanée coexister et se succéder ; on voit un dartreux donner le jour à un rhumatisant ou à un goutteux ; de même qu'un rhumatisant ou un goutteux transmettent, par voie d'hérédité, des éruptions dartreuses diverses. Nous avons pu observer que le rhumatisme ainsi compliqué a une physionomie spéciale, et surtout qu'il est plus rebelle au traitement. Il y a encore autre chose à noter ici, c'est la fusion de ces deux affections en une seule, grâce à la similitude de leur marche erratique, de leurs métastases, de leur traitement. On s'est beaucoup occupé de distinguer les dartres, la goutte, le rhumatisme ; on cherchera peut-être aussi leur point de contact.

XVIIme OBSERVATION.

AFFECTION RHUMATISMALE ET HERPÉTIQUE.

« Paris, 7 juin 1832.

« Monsieur de F*** est depuis longtemps sous l'influence d'une double affection rhumatismale et herpétique, qui a été pour lui la source de maux nombreux et variés. Pendant le cours de l'hiver qui vient de s'é-

couler, M. de F*** a été atteint d'un catarrhe pulmonaire intense, qui m'a donné quelques inquiétudes et
auquel il a fallu opposer une médication active. Le
catarrhe s'est renouvelé à plusieurs reprises et a été
accompagné à diverses époques d'une expectoration
abondante de mucosités épaisses. Pendant tout le temps
que l'affection de poitrine a conservé sa grande intensité, le rhumatisme, quoique n'ayant jamais complètement cessé, a été moins fort et l'éruption herpétique
moins apparente.

« Le traitement, etc. J'ai pensé que, dans l'état où se
trouvait actuellement M. de F***, et surtout en raison
de l'existence chez lui de cet ancien principe rhumatismal et herpétique qui domine toute sa constitution
et me paraît entrer comme élément dans toutes ses maladies, un voyage aux eaux d'Aix en Savoie lui serait
infiniment utile.   Signé : ANDRAL. »

Monsieur de F*** est venu à Aix pour la première fois
à l'âge de soixante-deux ans environ ; il est revenu de
trois en trois ans à peu près, et jusqu'à l'âge de quatre-vingt-deux ans. Sans jamais guérir complètement
de cet état grave et surtout ancien, il a cependant vu
chaque fois sa constitution s'améliorer, ses affections
habituelles notablement atténuées, ses forces aug-
mentées.

XVIIIme OBSERVATION.

AFFECTION RHUMATISMALE ET CUTANÉE.

« Paris, 24 mars 1834.

« Une douleur fixée sur la région plantaire de l'un et l'autre pied, occupant la partie profonde de ces régions, et probablement le périoste de quelques-uns des points de ces parties; douleur persistante depuis dix mois au moins, d'intensité variable et d'une grande opiniâtreté : tel est le mal sur lequel nous avons à donner notre avis et nos conseils; il n'y a, du reste, ni gonflement, ni rougeur nulle part. La douleur se suspend, dans tous les cas d'un repos absolu; c'est-à-dire quand il n'y a ni station, ni marche : au contraire, ces deux états aggravent la maladie; ni le toucher, ni la pression, ne l'ont jamais augmentée. Parmi les antécédents notables, les investigations étiologiques veulent que nous mentionnions : 1° des douleurs arthritiques vagues, qui à plusieurs reprises ont affecté les parties malades, et c'est à la suite d'une de ces crises que la maladie actuelle s'est établie et s'est définitivement fixée à la région plantaire, après de longues courses à pied; 2° une affection dartreuse considérable, opiniâtre, et dont le malade a été guéri aussitôt que l'affection rhumatismale a paru. Notre désir est que M. M*** puisse aller cette année prendre les eaux sulfureuses d'Aix en Savoie et faire un traitement très prolongé.   Signé : DOUBLE. »

On entrevoit ici un état plus grave, plus intense que le précédent, l'apparition d'un élément goutteux, qui rend toujours la guérison radicale difficile ; les eaux d'Aix ont eu l'avantage d'amener la réapparition de l'élément herpétique, et dès lors la douleur n'a plus reparu. Là est pour le praticien l'indication fournie par les eaux. Beaucoup de malades reviennent ainsi de temps en temps faire des cures palliatives pour des affections de ce genre.

C'est surtout dans ces cas qu'il faudra étudier attentivement l'action des eaux de Marlioz et de Challes.

ACTION DES EAUX DANS LE RHUMATISME CHRONIQUE.

Il résulte de notre manière d'envisager le rhumatisme chronique, que toute médication excitante doit lui convenir ; aussi voit-on des rhumatisants à toutes les eaux minérales, qui ont une propriété commune, celle de stimuler. Peut-être à cause de son action sur la peau, l'eau sulfureuse mérite-t-elle d'être distinguée.

Mais l'étude attentive de certains faits nous autorise à voir autre chose que l'action stimulante des eaux sulfureuses dans la cure du rhumatisme ; ces faits sont : 1° l'action *sédative* plutôt qu'excitante que ces eaux ont paru exercer dans certains cas subaigus; 2° la tolérance des personnes irritables et nerveuses, même en apparence pléthoriques, quand leurs douleurs sont sous l'influence du rhumatisme; 3° les cures rapides; 4° les cures obtenues sans perturbation, sans crises qui puissent les expliquer; 5° la durée des cures. Cette confiance dans l'innocuité de l'étuve appliquée au rhumatisme articulaire subaigu, au rhumatisant nerveux et pléthorique, nous avons eu lieu de la faire partager très souvent à des malades ou même à des médecins, et toujours les faits sont venus la justifier. (Voyez les observations et surtout l'observation IIIme, du rhumatisme nerveux; l'observation Xme, du rhumatisme avec pléthore et battements tumultueux du cœur.) Entre plusieurs cas de rhumatisme articulaire subaigu que la médication a jugés en peu de temps, nous citerons le suivant.

XIXme OBSERVATION.

RHUMATISME ARTICULAIRE SUBAIGU.

« Vevey, 28 juin 1850.

« Monsieur, etc.,

« J'ai un malade que je voudrais envoyer à vos étuves, mais je n'ose le faire sans avoir votre avis. Monsieur D***, tempérament lymphatique, trente ans, né de parents sains, a été atteint de rhumatisme aigu, articulaire, en octobre 1849 ; il en a été quitte au bout de six semaines. Il a fait une rechute le 29 avril 1850, et maintenant quelques articulations, la main droite spécialement, sont fortement tuméfiées, rouges et douloureuses ; il est pâle, faible ; son appétit est assez bon ; il dort assez bien quand ses douleurs ne le font pas trop souffrir. Le pouls est à 120 pulsations, et c'est pour cela que j'hésite encore à vous l'envoyer. Pensez-vous, etc. ?   Signé : GUISAN. »

J'engageai mon honorable confrère de Vevey à envoyer son malade tout de suite, lui citant le cas d'une personne qui avait pu prendre les eaux dans un état d'acuité beaucoup plus notable et avec le plus grand succès ; mais, dans ce cas, c'est toujours l'étuve que l'on emploie, et jamais le bain ni la douche. M. D*** arriva dans l'état décrit, prit dix-huit étuves, dont sept de suite en commençant. Au bout de huit jours, son pouls avait baissé de vingt pulsations, et ce malade est parti ayant le pouls à l'état normal.

Dans les affections subaiguës, non rhumatismales, les eaux exaltent, au lieu de calmer ; il faudrait bien se garder aussi de soumettre une névralgie intense, ou une pléthore avec douleur précordiale, à l'action des eaux, s'il n'y avait pas de rhumatisme.

Le fait suivant est remarquable par la rapidité de la cure :

XXme OBSERVATION.

RHUMATISME DE L'ESTOMAC.

« Lyon, 30 juin 1848.

« Monsieur B***, qui vous remettra cette lettre, est doué d'un tempérament bilioso-nerveux. Il est depuis longtemps sujet à un rhumatisme lombaire; mais, depuis plus d'une année, il a quitté ce premier siége pour se porter sur l'estomac et y occasionner des douleurs, crampes, vices dans les digestions, constipations, etc. C'est pour combattre, etc.

« Signé : BOTTEX,
« *Ex-ch. m. de l'Antiquaille.* »

Au bout de quatre jours de cette cure, qui en a duré vingt, et après trois bains de vapeur seulement, M. B*** a retrouvé l'état normal de l'estomac. Cette guérison a duré dix mois; il y a eu retour de souffrance en mai. Le malade est revenu : même phénomène dès le troisième jour, et enfin guérison complète; peu de transpirations, pas de crises !!!

La *durée* des guérisons du rhumatisme chronique est déjà longue, quand une épreuve de plusieurs hivers a été faite, par exemple, dans le climat de Lyon. Or, de telles guérisons ont lieu régulièrement; il n'est pas rare de pouvoir renouveler des certificats de santé au bout de dix ans. — M. J***, de Valence, était venu en 1813 pour une sciatique; il est revenu l'année dernière pour la même affection, n'ayant jamais été malade dans cet intervalle. Mme B***, de Baujeu, venue en 1820 et soignée par mon père pour un rhumatisme articulaire général, est revenue l'année dernière pour la même affection, et n'a jamais non plus eu d'atteinte rhumatismale pendant ces trente ans. La guérison de M. M*** (VIme obs.) datait de vingt ans. — Mais pourquoi ne pas s'en rapporter à l'expérience qui, dans ces cas, fait le droit et la règle, *usus, jus et norma?*

Il nous resterait à développer, en faveur de la spécificité, l'argument capital, celui qui se tire d'une manière d'agir altérante, insensible, sans perturbation, sans crise. Convaincu de la vérité de cette action altérante, convaincu aussi de la difficulté de l'appuyer sur des raisons péremptoires, nous laissons aux maîtres de la science le soin de prouver ce que nous ne pouvons qu'indiquer. S'il n'y a rien au delà de l'action stimulante, dépurative ou révulsive, pourquoi ne pas donner raison à ceux qui disent que nos eaux ne doivent leur renom qu'à leur thermalité, à la profusion de la vapeur aqueuse? Pourquoi les préfère-t-on aux bains russes? Pourquoi la surexcitation externe de la douche est-elle à l'action plus douce, mais plus intime de l'étuve, comme le coup de fouet est à la ration d'a-

voine pour une bête affaiblie? Pourquoi la meilleure
cure n'est-elle pas la plus énergique en apparence et
la plus prolongée, mais bien au contraire celle qui est
menée prudemment, et qui s'arrête aux limites de la
saturation sulfureuse? Pourquoi les dangers si grands
que font encourir les cures brusquées ou trop longues? Pourquoi, enfin, l'action curative des eaux
attend-elle des mois avant de se produire?

La médication hydro-sulfureuse, c'est le soufre et
l'eau élevés à leur plus grande puissance; mais, dans
le cas où nous devrions choisir, notre culte ne serait
point pour la nymphe des eaux, selon l'expression
gracieuse d'un de nos collègues, mais pour le médicament.

———

Si la *tolérance* exceptionnelle du rhumatisme pour
la médication hydro-sulfureuse, les guérisons vraies,
rapides, quelquefois durables, où la méthode altérante
joue un grand rôle; si tous ces faits ne suffisent pas
pour élever la médication au rang de spécifique, ils
prouvent au moins une affinité spéciale entre le remède et le mal : la lecture de nos observations offre
encore une preuve palpable de cette affinité; nous
voulons parler de la réapparition constante des douleurs anciennes pendant la cure, comme si une lutte
s'établissait sur tous les points entre le mal et le remède.

CHAPITRE QUATRIÈME

Résumé des indications et contre-indications.

Après tout ce qui a été dit de l'action des eaux sur l'homme sain et sur l'homme malade, il ne nous reste plus qu'à prendre nos conclusions en peu de mots.

Les tempéraments sanguins, nerveux et irritables supportent moins les eaux que les lymphatiques et les lymphatiques sanguins ; les enfants, que les adultes, etc. La médication sulfureuse, dirigée en vue d'un état général, est contre-indiquée par la fièvre inflammatoire, par une affection viscérale ou une simple prédisposition hémorrhagique ; par l'existence d'un foyer cancéreux ou tuberculeux dans un organe interne.

Elle est indiquée dans les états généraux où l'asthénie domine, même avec mobilité nerveuse, dans les engorgements atoniques de certains organes, comme l'utérus, surtout si l'on présume une cause rhumatismale, scrofuleuse, dartreuse ; dans certaines affections chroniques des muqueuses ; dans les tumeurs indolentes et extérieures des parties molles. Elle agit alors comme excitante et substitutive. Elle peut seconder le

fer dans la chlorose; le mercure et l'iode, dans la syphilis; le quinquina, dans la fièvre.

Le traitement local s'emploie comme stimulant dans
les tumeurs blanches des parties molles, les paralysies
locales, les rétractions tendineuses; ou bien comme
dérivatif, dans les maladies internes.

Il y a contre-indication dans la phthisie, le cancer,
la goutte inflammatoire, la syphilis.

Indication à peu près constante dans la scrofule, le
vice dartreux; indication spéciale dans le rhumatisme
chronique et même sub-aigu, en l'absence, bien entendu, de lésion organique d'un viscère.

CHAPITRE CINQUIÈME

Usage des eaux et Précautions à prendre.

Nous ne pouvons mieux commencer ce chapitre important qu'en reproduisant les aphorismes XIX et XX d'Alibert *(Précis sur les Eaux minérales)* :

« Quand vous arrivez aux eaux minérales, faites comme si vous entriez dans le temple d'Esculape : laissez à la porte toutes les passions qui ont agité votre âme, toutes les affaires qui ont si longtemps tourmenté votre esprit. »

« Lorsque les malades se trouvent rendus aux eaux qui leur ont été indiquées par un médecin instruit, ils ne doivent point en commencer l'usage avec trop de précipitation ; ils doivent se livrer pendant quelques jours au repos, et se délasser préalablement d'une route qui a été trop fatigante pour leurs organes.

D'ailleurs, n'y a-t-il pas quelquefois des remèdes préparatoires dont on ne saurait s'affranchir sans incon-
vénient? »

Tous les médecins des eaux minérales pensent qu'un
peu de repos est nécessaire avant de commencer la
cure. A Aix, on utilise le repos des trois ou quatre
premiers jours par l'usage de quelques bains addi-
tionnés, si l'on veut, de son ou d'amidon, etc.

Remèdes préparatoires. — Quelques-uns pensent
aussi qu'une évacuation sanguine, générale ou locale,
une purgation, etc., peuvent être utiles ; la turgescence accrue par les eaux, la crainte des congestions,
l'avantage d'affamer les absorbants, pour faciliter les
résorptions, peuvent, en effet, dans certains cas, indiquer ou la saignée ou une purgation.

Doses. — On vient à Aix pour respirer la vapeur des
eaux minérales, les boire, se baigner et se doucher ;
pour y subir une médication stimulante générale, stimulante locale, spécifique, perturbatrice, externe,
interne, etc. ; pour une multiplicité d'états morbides
peu semblables, de nature et de gravité différentes,
qui exigent des médications diverses aussi ; on y vient
à tous les âges, dans toutes les conditions, n'importe
les susceptibilités, les idiosyncrasies, les tempéraments.
Il devient dès lors difficile de déterminer la durée des
cures et de doser le médicament.

Il serait peu médical et même dangereux de donner
une formule générale pour chaque entité morbide, et,
si quelques médecins ont une formule générale qu'ils

appliquent aveuglément sans un diagnostic sévère, et pour un nombre de jours inflexible, leurs méfaits seront nombreux et leur exemple peu profitable. Nous leur dirons avec le docteur Andrieux *(Essai sur les Eaux-Bonnes)* : « Je me garde bien de considérer une formule exclusive comme le régulateur de mon activité : les formules renfermées dans un cercle inextensible m'ont toujours paru aussi à tous les points de vue incompatibles avec le génie de la médecine pratique ; les médicaments s'adressent à des individualités pathologiques qui s'analysent et s'apprécient, mais qui ne s'additionnent pas pour aller se perdre dans une unité mensongère. »

On a l'habitude de rester environ trente jours à Aix ; on y prend dix-huit à vingt étuves ou douches, huit bains ou piscines, trente à soixante verres d'eau. Cette pratique est assez ancienne et surtout applicable aux rhumatisants ; il faut bien qu'elle ait été consacrée par la bonne observation, puisqu'elle est généralement admise. On a aussi l'habitude de faire commencer une cure par les bains ; puis successivement on passe à l'étuve ou à la douche, aux Albertins, au Centre, à l'Enfer, selon le degré de chaleur que l'on veut avoir. La formule le plus souvent employée est : un bain et deux étuves ou douches en trois jours ; accompagnez cela d'une ou deux verrées d'eau chaque matin avant et après le bain ou l'étuve : durée du bain, une heure ; celle de l'étuve ou douche, dix à vingt minutes. Nous pensons que, pour la majorité des rhumatisants, trente à quarante jours de cure seront suffisants ; car il faudra se reposer souvent, ne mettre aucune précipitation, ne pas juguler l'afffection et donner le temps à la nature médicatrice de répondre à l'appel qui lui sera fait.

Nous ne réglons généralement la durée de notre cure et nous ne déterminons le temps de chaque opération qu'après la première semaine, c'est-à-dire après un examen sérieux, pour arriver à un diagnostic sûr, et après une étude de chaque jour de la disposition du malade à supporter une médication la plupart du temps nouvelle. C'est par le tàtonnement que nous arrivons, en commençant par des bains de trois quarts d'heure, et des douches ou étuves de cinq minutes. Il vaut mieux rester en deçà que d'aller trop rapidement ; une sorte de tàtonnement n'est point de l'ignorance, surtout avec un sujet neuf, que vous ne connaissez que depuis une ou deux heures, dont vous ne savez bien positivement ni les antécédents, ni l'hérédité, ni les habitudes. Du reste, les médications brusquées ne conviennent nullement aux maladies chroniques, où la méthode curative doit être calquée sur la marche de ces maladies : elles progressent lentement, elles doivent rétrocéder lentement ; elles s'accommodent mal des excitations subites et peu ménagées.

Nous devons citer en faveur de cette manière de faire un exemple remarquable : Un jeune médecin de Lyon se rendit, il y a quatre ans, aux eaux de Vichy dans un état de faiblesse excessive et atteint d'un ictère depuis six semaines. Après l'avoir attentivement et paternellement étudié, le docteur Prunel crut pouvoir lui conseiller une cuillerée à bouche d'eau minérale par jour ; cette dose, quoique infiniment légère, ne fut pas tolérée, et c'est en ordonnant seulement une cuillerée à café que ce médecin habile a eu la satisfaction de rendre rapidement à la santé un de nos collègues les plus distingués.

Intolérance. — L'intolérance pour la médication doit toujours être prise en grande considération dans ce tâtonnement des premiers jours. Si la cure est trop brusque, trop active au début, cette intolérance sera la fièvre thermale, sans saturation sulfureuse complète, c'est-à-dire avec la surexcitation momentanée ; il y aura agitation, anorexie, état saburral, exacerbation des douleurs, répugnance ou dégoût de la médication : il faudra alors nécessairement interrompre comme dans le cas d'une salivation mercurielle prématurée, et il sera toujours impossible de reprendre la cure avec le même avantage, et souvent impossible de la reprendre la même année.

Nous faisons ordinairement commencer notre cure par l'étuve : c'est là que nous étudions notre malade et surtout son cœur, ses poumons et le cerveau ; nous voyons son plus ou moins d'éréthisme, et nous savons tout de suite si nous avons à espérer une détente facile ; nous reconnaissons l'organe faible ou délicat. L'intensité plus ou moins grande des manifestations ou réapparitions pathologiques nous donne en quelque sorte la mesure de l'affection; avec l'étuve, du reste, nous ne nous exposons guère à un retour à l'état aigu ou même sub-aigu. Avec cette manière de procéder, nous pensons avoir toute l'énergie de la médication sans ses dangers ou ses inconvénients.

Mais, indépendamment d'une intolérance première pour la médication, intolérance que nous appellerons surtout excès d'impressionnabilité ou de susceptibilité; indépendamment de l'intolérance qui se produit dans le cours d'une cure brusquée, il en est une troisième que nous appellerons plutôt saturation, et qui est le plus à surveiller; car les accidents des eaux sont d'autant plus redoutables qu'ils sont plus secondaires, parce qu'ils sont occasionnés alors non plus par l'excitation ordinaire, mais par l'action sulfureuse ajoutée et agissant d'une manière beaucoup moins appréciable et surtout moins calculable. Si, malgré toute la circonspection, on éprouve encore des accidents à cet endroit dans les cas ordinaires, combien ne devra-t-on pas avoir de sollicitude et de réserve dans les cas douteux? Nous avons donné des soins, il y a trois ans, à M. le curé X***, des environs de Lyon, âgé de quarante-cinq ans, lymphatico-sanguin, bien constitué, atteint d'un rhumatisme articulaire général, vague. Il a fait à Aix un séjour d'un mois, pendant lequel il a pris en tout dix-huit étuves avec douches, au N° 1er du Centre, de quinze à vingt minutes chaque, deux verrées d'eau sulfureuse chaque matin, huit bains mitigés. Rien n'annonçait à son départ une menace de

fièvre ; mais il y avait indication de cesser la cure,
tirée de la diminution dans le sommeil et l'appétit ; il
y avait une poussée générale, soif vive, etc. M. X***
est donc retourné chez lui, où il est resté vingt jours
environ dans l'état décrit, sans rien éprouver de bien
notable, sans commettre aucune imprudence, sans
faire aucun traitement ; mais, après ce temps, un état
fébrile s'est manifesté par des battements énergiques
du cœur, des maux de tête, des saburres, etc., et tout
un cortége de symptômes qui a nécessité un traitement antiphlogistique complet. Cette maladie s'est
terminée au bout d'un mois par des évacuations diar-
rhéiques, des transpirations ; le tout sans profit pour
les douleurs rhumatismales. Si ce malade avait eu une
prédisposition organique capable de prendre un développement rapide et grave sous l'influence de la fièvre
thermale, cela n'eût pas manqué d'arriver.

Cet exemple nous amène à reproduire un passage
de l'intéressante brochure du docteur Grommier, médecin de l'Hôtel-Dieu de Lyon, sur les eaux d'Aix et
sur l'action puissante et dangereuse de ces eaux mal
administrées.

Après avoir dit, avec raison du reste, que tout malade, à son arrivée, peut, suivant son caprice, envoyer
le domestique de l'hôtel ou sécheur chercher à l'établissement des billets pour la division thermale et pour
le mode spécial d'administration des eaux qui lui convient, sans contrôle médical, sans examen préalable,
il ajoute : « Tout malade entre les mains d'un médecin

change à son gré de division, passe de la douche à la piscine; de sorte qu'il n'est pas rare d'observer des accidents graves et des malades porteurs d'affections pour lesquelles les eaux sont un vrai poison se suicider, sans que l'administration mette aucune entrave, etc. »

Nous reconnaissons en effet, avec notre estimable collègue, tout le danger de la médication; il serait bien à désirer que l'administration prît le parti de ne laisser commencer aucun traitement sans une sorte de billet d'entrée, tel que note ou consultation d'un des dix médecins faisant le service des bains. Mais, quand M. le docteur Grommier dit que que tout malade entre les mains d'un médecin change à son gré, etc., nous pensons qu'ici l'administration devient incompétente, qu'elle ne mérite guère les reproches à elle adressés, et que tout accident, tout suicide minéro-thermal ne peut venir que du malade ou du médecin, du médecin qui dose trop énergiquement, ou du malade qui exagère l'ordonnance ou l'interprète à sa guise, et en devient dès lors responsable. Ceci se réduit donc à la question de confiance et de vigilance médicale, si importante à Aix, comme nous l'avons déjà fait observer à l'article *Organisation médicale*. — Le fait suivant le prouverait encore; nous l'avons entendu raconter par un médecin, effrayé à bon droit des dangers des eaux d'Aix : Un rhumatisant, à son retour des eaux, fut pris d'un tremblement général qui dura dix ans, après lesquels cette malheureuse victime d'une exagération thérapeutique mourut.

Ces exemples, ces reproches nous amènent à dire
que les cures les moins précipitées et les moins longues
sont souvent les meilleures ; ceci s'applique surtout
au rhumatisme. M. Butini, médecin très distingué de
Genève, qui connaissait parfaitement les eaux d'Aix,
et l'habile chirurgien major de l'Hôtel-Dieu de Lyon,
M. Bouchet, leur illustre habitué et protecteur, répé-
taient souvent à mon père, qui me l'a redit bien des
fois : « Les douches ou étuves de cinq et dix minutes
nous donnent des résultats supérieurs à celles de quinze
et de vingt, et douze étuves sagement administrées
valent mieux que vingt et trente. »

En effet, la fièvre thermale, que quelques-uns re-
cherchent pour avoir des crises, des évacuations, des
éliminations, ne nous paraît pas plus utile dans les
eaux d'Aix que la poussée : nous pensons que, quand
ces crises ont à se produire et qu'elles se produisent
sans effort, sans contrainte, il faut les considérer comme avantageuses ; mais il ne faut pas compter sur elles,
et elles ne jouent souvent aucun rôle dans le succès de
la cure, comme on a encore bien pu le remarquer dans
l'observation de M. X***. On ne pense pas assez qu'il
faut venir aux eaux d'Aix pour boire l'eau minérale et
respirer sa vapeur médicamenteuse ; on y vient trop
avec la pensée de suer, d'éliminer les *humeurs pec-*
cantes, et de suer jusqu'à ce que le corps soit ainsi
purifié et nettoyé : on entreprend d'épuiser les sources
du mal, on ne fait que les troubler. Il faut doser l'eau
minérale, comme on dose le mercure dans la syphilis,
le fer dans la chlorose.

Mais aussi avouons, avec le docteur Andrieux , que nous nous plaisons à citer : « que cette précision en quelque sorte mathématique apportée dans le développement de l'excitation minérale , est un être de raison comme l'était à un autre point de vue la *température parfaite* de Galien ; et, lorsqu'il s'agit d'un réactif aussi délicat et aussi capricieux que la sensibilité de l'homme, il est évident que nous ne pouvons jamais calculer les résultats d'une impression ressentie. »

C'est pour cela que , comme nous l'avons déjà dit , l'intensité d'action rentre dans le domaine de l'appréciation personnelle , qui dépend de la sévérité, de l'intelligence du diagnostic , et de la vigilance. Il faut donc vivre au jour le jour, ne cesser d'avoir l'œil sur son malade ; la vigilance est le premier devoir du médecin ; les secrets de la nature sont si nombreux , ses évolutions sont tellement silencieuses , multiples et importantes, qu'on ne saurait trop les étudier.

Du temps le plus convenable pour la cure. — Sans contredit , le meilleur mois pour la cure est celui de juin , du 1er au 15 ; car, à cette époque, le temps est généralement beau en Savoie ; les eaux ont toute leur chaleur ; celle du jour n'est pas accablante comme dans les mois qui suivent ; les réactions se font mieux, ce qui permet de mieux supporter la cure, et aussi de faire beaucoup plus d'exercices corporels, chose importante. On a d'autres avantages encore : c'est, après la cure , de ne pas entrer tout de suite dans la saison froide ; les mois de juillet et d'août viennent nous garantir des suppressions de transpiration, entretenir les fonctions de la peau dans toute leur intégrité, et continuer, en un mot, la médication commencée. C'est, du reste, une mesure prudente pour le cas où l'on sera obligé de revenir faire une seconde cure. Généralement il est possible de faire une saison en juin et l'autre en août, pourvu surtout que la première n'ait pas été brusquée; ces deux saisons sont même recommandées dans les formes rhumatismales graves, ou bien quand on court la chance de pouvoir guérir ainsi radicalement en une année. Mais, quand on ne peut mettre entre ces deux saisons que huit jours d'intervalle, on doit les faire moins longues et surtout moins actives : nous parlons surtout du rhumatisant, et nous faisons nos exceptions pour le scrofuleux, par exemple.

Pendant combien de temps faut-il venir à Aix ? — Il n'est pas rare de voir des malades revenir aux eaux d'Aix après un intervalle de cinq ou six ans. Ils viennent faire des cures palliatives; car il est des affections que les eaux ne guérissent pas radicalement, qu'elles ne font que pallier : nous voulons parler surtout de certaines gouttes atoniques, de certains rhumatismes goutteux, avec prédominance goutteuse, de certaines affections de la peau de nature squameuse. Il y aurait imprudence à engager ces sortes de malades à venir régulièrement tous les ans; cette fréquence pourrait amener la surexcitation, l'intolérance et même la nullité de la médication.

S'il est utile, dans certains cas, de laisser s'écouler

quatre ou cinq années entre chaque cure, il est important, dans d'autres, d'y mettre de la persévérance et, pour me servir d'un adage banal, de battre ainsi le fer pendant qu'il est chaud, surtout chez les rhumatisants, les scrofuleux, et dans certaines formes de maladies cutanées. — Il est de ces affections qui auront besoin des eaux pendant quatre et cinq années consécutives, et pour lesquelles, ainsi que dans la cure de la syphilis, si vous interrompez trop promptement, tout sera ensuite à recommencer.

Une fois cependant la guérison opérée, nous croyons qu'il n'est pas toujours à propos de revenir à Aix, comme on dit, par *reconnaissance*, ce qui veut dire pour y reprendre les eaux. M. V***, rentier, de Lyon, est venu à Aix en 1848 et 1849 ; il y a fait chaque année une cure de vingt étuves avec douches pour se guérir d'une affection rhumatismale : la deuxième cure avait mis fin à ses maux anciens et douloureux. Le malade enchanté d'un succès aussi complet, d'un résultat aussi heureux, est revenu en 1850, assuré de la bonté du remède, voulant s'en saturer et faire en quelque sorte provision pour les maux à venir ; il a commencé par six douches aux Albertins, et, malgré la légèreté de ce traitement, il y a eu intolérance manifestée par des maux de tête, de l'agitation, etc. Nous lui avons dès lors conseillé quelques bains de piscine : c'est ce qui constituera désormais pour nous la cure des *reconnaissants*.

D'autres malades, enfin, très impressionnables à

l'action des eaux, en retirent des effets avantageux, pourvu, et c'est la condition *sine qua non*, que la dose soit faible et la durée de la médication, courte, mais répétée ; ceux-là peuvent et doivent y venir longtemps, eu égard à la brièveté obligée de la cure, et ils doivent y venir d'une manière suivie, à raison de ses bons effets : ce sont surtout ceux qui sont atteints d'affections chroniques anciennes et graves, dont le caractère primitif a été l'inflammation franche, et où la dégénérescence est facile ; par exemple, les miellites chroniques, les affections cérébrales du même genre, les affections des reins, du foie, etc. M. de R***, soixante ans, affecté de miellite chronique grave, indiquée par la paralysie complète des extrémités inférieures, de la vessie, du rectum, ayant obtenu une amélioration telle la seconde année ; qu'il pouvait marcher à l'aide du bras de son domestique, ou à l'aide de sa canne seulement, est revenu pendant dix ans de suite passer quarante à cinquante jours à Aix, pendant lesquels il arrivait à peine, avec tous les ménagements possibles, à pouvoir prendre quinze douches aux Princes, tant sa susceptibilité était grande. Dans ce cas, certainement il était aisé de faire d'une bonne médication un poison et de précipiter la marche du ramollissement dont le malade a fini par mourir dix ans plus tard. Pour ceux-là, comme pour ceux de la première série, ce mode de médication devient un besoin urgent, une nécessité de leur existence.

Adjuvants. — Il est certaines affections qui récla-

ment un traitement spécial , et dans lesquelles les eaux
d'Aix ne jouent que le rôle d'adjuvant, dans la syphilis
et la chlorose, par exemple ; c'est le rôle de la men-
the , du quinquina associé au fer ; c'est le rôle de la
salsepareille, du gaiac, etc. Par leur action stimulante,
diffusible , elles activent les sécrétions , facilitent l'absorption , favorisent ainsi l'introduction du remède
dans l'économie , sa tolérance , et le mettent à même
d'exercer son action médicatrice jusque dans ses dernières limites.

Quelle que soit l'énergie de la médication d'Aix
employée seule , il est cependant une foule de moyens
thérapeutiques usités pour les cas où il serait à propos
d'augmenter sa puissance médicatrice ; il est même
des adjuvants essentiels des eaux d'Aix.

Parmi les adjuvants les plus fréquemment employés,
il y a d'abord l'eau sulfureuse de Marlioz et l'eau ferrugineuse de Saint-Simon ; elles sont aux portes de la
ville , et les baigneurs en font généralement usage.

Eau d'Evian. — L'eau alcaline d'Evian en Savoie
est fréquemment et utilement employée surtout dans
les affections des voies digestives et urinaires.

Eau de Challes. — L'eau de Challes , distante de
deux heures des eaux d'Aix , est un moyen très puissant à ajouter à ces dernières dans un grand nombre
d'affections , et le praticien qui aura la prétention de
guérir, en fera un fréquent usage. Ces eaux , qui sont
froides (10 deg. R.), ont été analysées par M. O. Henri ;
elles ont dûment reçu leur baptême chimique par la

qualification d'eaux sulfureuses, alcalines, iodurées, dans la séance du 27 septembre 1842 de l'Académie de Médecine de Paris. L'iodure de potassium y figure pour 18 milligrammes; le sulfhydromètre y marque 200 degrés.

A en croire certaines circulaires, les eaux de Challes seraient un incontestable spécifique dans tous les cas ; on prétendrait même qu'elles se sont montrées efficaces dans quelques maladies *squirreuses* et *carcinomateuses* de la langue, des mamelles et de l'utérus. Il est à regretter, dit-on, que ces cas soient encore rares et peu décisifs. — Nous sommes partisan zélé des eaux de Challes, nous nous applaudissons chaque jour de les posséder ; mais, admirateur réservé, nous les considérerons seulement, jusqu'à plus parfaite connaissance, comme le souverain remède contre la scrofule ; nous pourrions publier des guérisons d'engorgements glandulaires énormes et nombreux, obtenues en quelques mois à l'aide de ces eaux unies aux eaux d'Aix ; des guérisons d'affections graves des os, d'affections cutanées, toujours de nature scrofuleuse. Un psoriasis de la face, ancien, intense, hanté sur une constitution éminemment scrofuleuse, a disparu, il y a déjà trois ans, sans récidive, par l'usage de cent soixante verrées d'eau de Challes, quarante étuves à la division thermale des bains d'Aix, dite l'Enfer, vingt bains de piscine. Une jeune fille de dix-neuf à vingt ans, très lymphatique, a vu disparaître aussi, par la combinaison des mêmes moyens, une tumeur située au niveau de l'articulation iléo-fémorale gauche. Cette guérison nous paraît d'autant plus remarquable, que plusieurs praticiens éminents ont eu de grandes crain- tes sur la nature de cette tumeur. Notre collègue d'Aix, le docteur Blanc, les a aussi employées avec le plus grand succès dans les mêmes cas.

Nous croyons, avec M. Bouchacour, qu'elles gué- rissent le goître, parce que nous croyons aussi, avec Hufeland, que le goître a le plus souvent une origine scrofuleuse.

En attendant donc que ces eaux soient mieux con- nues, que leur application soit mieux déterminée et peut-être moins généralisée, félicitons toujours le doc- teur-professeur Domenget, notre savant collègue de Chambéry, de sa précieuse découverte.

Electricité. — L'électricité a beaucoup été employée à Aix, où elle a peut-être aussi été trop préconisée. Nous avons toujours observé que, dans les paralysies générales, ce moyen peut être très dangereux ; il nous a paru plus utile à mesure que les paralysies sont plus localisées. C'est un adjuvant précieux dans la goutte chronique, le rhumatisme goutteux et le rhumatisme chronique simple, avec tophus, indurations, rétrac- tions musculaires, raideurs, atrophie et paralysie de même nature. Nous devons à l'obligeance de M. Bou- chacour des instructions très intéressantes sur l'emploi de ce moyen appliqué au rhumatisme chronique, à la goutte, aux paralysies, etc., tirées de la pratique médicale du docteur Froriep, dont le chirurgien de la

Charité de Lyon a suivi les expériences à Berlin. Les résultats obtenus par le professeur allemand sont trop remarquables pour ne pas encourager l'usage fréquent de cet adjuvant, qui réalise pour nous l'association de deux grandes puissances thérapeutiques. Le docteur Despine père en fait depuis longtemps à Aix un emploi fréquent et heureux, surtout dans les affections nerveuses.

Exutoires. — Les exutoires dans le mal de pott ont toujours été conseillés par mon père : il veut qu'on les place un ou deux mois avant la cure.

Mouvements. — La médication tirée des mouvements et de l'exercice de l'organe malade ne doit-elle pas aussi être considérée comme un des adjuvants précieux des eaux d'Aix? Après avoir été témoin des résultats merveilleux obtenus par M. Bonnet, de Lyon, nous n'avons eu qu'à nous féliciter d'avoir suivi ses errements dans toutes circonstances. Si, en effet, des malades peuvent guérir par l'exercice seul de la fonction, combien les résultats ne seront-ils pas plus prompts et plus sûrs, quand vous modifierez puissamment par les eaux la nutrition générale et locale!

APRÈS LES EAUX.

Il y a encore, après l'usage des eaux, des précautions à prendre ; la cure n'est qu'une série d'accès de fièvre, et l'on peut considérer le temps qui suit comme une convalescence : les soins que ce nouvel état réclame appartiennent non plus à la vigilance du médecin d'Aix, mais bien à celle du médecin à qui le convalescent va se confier au sortir des eaux. Seulement, de même qu'avant la cure il importera au médecin des eaux de connaître surtout l'hérédité, les maladies antérieures, les idiosyncrasies, etc. ; -de même il sera bon qu'il fasse pressentir par une note à celui qui va le remplacer les crises que l'usage des eaux a permis de prévoir, et mentionne la dose de la médication thermale et sa tolérance.

SOINS HYGIÉNIQUES.

Quand on est sous l'influence d'une médication dont la réflexion se fait toujours d'une manière plus ou moins vive à la peau, il est bien entendu que les fonctions de cet organe doivent être surveillées d'une manière spéciale. Le climat d'Aix est très bon, doux et chaud ; ce qui n'empêche pas qu'il faut y venir pourvu même de vêtements d'hiver ; car il faut tenir compte de certaines influences atmosphériques qui pourraient devenir fâcheuses pendant le traitement, et dont on n'aurait pas à se préoccuper dans toute autre circonstance.

Régime. — La plupart des affections qui viennent à Aix, étant de nature asthénique, réclament aussi un régime tonique; c'est l'opinion de Cabias. Mais, à vrai dire, s'en référer à lui, ce serait prendre l'illustre Brillat-Savarin pour le meilleur guide médical; il énumère à plaisir et conseille en effet les aliments les plus délicats et les plus succulents.

Nous avions admis en principe qu'une purgation, une évacuation sanguine générale ou locale pouvaient être utiles au début de la cure, et cela en vue d'affamer les absorbants; en vertu de la même manière de voir, nous devons penser qu'un régime alimentaire trop abondant ou trop succulent doit être contre-indiqué pendant la cure. En effet, la surcharge des organes ne sera-t-elle pas un grand obstacle au succès de la médication?

Le contrôle d'un esprit sévère et judicieux, d'un homme connu dans la science, viendra terminer notre travail, l'enrichir d'observations nouvelles et intéressantes, confirmer quelques-unes de nos vues théoriques, surtout celles relatives à la circulation chez le rhumatisant; nous devons ce rare avantage à la présence de M. Pétrequin aux eaux d'Aix, dont il est venu faire usage. Qu'il reçoive le témoignage de notre reconnaissance, lui qui veut bien encourager ainsi un premier essai. Le tableau suivant, que nous reproduisons textuellement, est l'expression exacte des diverses phases de sa cure, dont nous avons suivi attentivement la marche : la sédation obtenue par le bain de vapeur est manifeste ; car le pouls est tombé de quatre-vingt-quatre à soixante pulsations, après la réaction ; la sédation obtenue par la douche écossaise, faible avec quatre paniers d'eau froide, augmente avec six ; elle devient telle avec huit, que le pouls de cent quarante-quatre est tombé à quatre-vingt-douze pulsations. Mêmes phénomènes par rapport à la calorification, quoique à des degrés moins appréciables, parce que l'échelle est plus bornée. Le bain est difficilement supporté par le rhumatisant au début de la cure ; il devient utile vers la fin. Ces remarques tout à fait neuves ne peuvent pas manquer d'une grande utilité pratique.

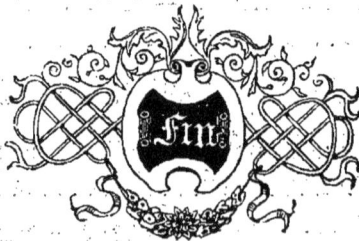

Fin

TABLE DES MATIÈRES

CHAPITRE TROISIÈME.

CHAPITRE QUATRIÈME.

CHAPITRE CINQUIÈME.

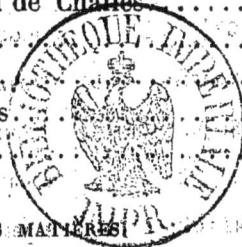

FIN DE LA TABLE DES MATIÈRES.

EXPÉRIENCE DU DOCTEUR PETREQUIN, DE LYON

FAITE SUR LUI-MÊME

TOUCHANT L'INFLUENCE DES EAUX D'AIX SUR LA CIRCULATION ET LA CALORIFICATION.

Prolégomènes. — Préexistence de douleurs rhumatismales vagues dans les mains, les deltoïdes, le scapulum, etc.; divers lombagos; plusieurs torticolis passagers; fluxion rhumatismale pleurodynique aiguë en 1850; sciatique à droite en mars 1851, etc. — Disposition aux refroidissements.

Le calorique est noté avec un thermomètre centigrade; la chaleur animale a été appréciée en plaçant le thermomètre dans l'aisselle; les douches et bains de vapeur ont été de quinze à seize minutes, et les grands bains d'une heure.

DATE. Juin 1851.	NATURE de L'EXERCICE.	TEMPÉRATURE.				NOMBRE DES PULSATIONS.				TEMPS.	OBSERVATIONS.
		Résistance.	De la salle ou du bain.	Du corps. Avant.	Du corps. Après.	Avant.	Après. Bain ou douche.	Recessaire.	Réaction.		
10 juin.	grand bain.	24	34	»	»	»	»	»	»	électrique	grand bain mal supporté.
11 juin.	bain vap. s.	22	34	37	38	120	120	0	84	beau temps.	maillot demi-heure; sudation médiocre.
12 juin.	Id.	23	34	37	39	86	118	0	70	Id.	Id.
13 juin.	Id.	21	36	37	»	80	116	0	68	Id.	Id. sudation abondante.
14 juin.	Id.	22	36	37	39 $\frac{1}{2}$	84	128	0	70	électrique.	maillot pénible; sudation très abondante.
15 juin.	grand bain.	22	35	37	37	70	72	0	0	beau temps.	grand bain bien supporté.
16 juin.	bain vap. s.	19	35	36 $\frac{1}{2}$	39 $\frac{1}{2}$	74	112	0	60	Id.	sudation abondante.
17 juin.	Id.	23	35	36	38	75	128	0	70	temps couvert	maillot pénible.
18 juin.	douche pr⁻ᵉ.	18	32	36	38	72	100	0	60	temps beau.	réaction douce.
19 juin.	Id.	17	33	36	38	88	140	0	60	Id.	venu vite au bain.
20 juin.	bain vap. s.	20	36	37	39 $\frac{1}{3}$	80	128	0	70	Id.	réaction et sudation.
21 juin.	Id.	20	35 $\frac{1}{2}$	36 $\frac{1}{3}$	39 $\frac{1}{4}$	76	132	0	68	Id.	Id.
22 juin.	piscine.	24	35	»	»	»	»	»	»	temps couvert	bain bien supporté.
23 juin.	douch. écosᵉ.	21	32	36	39	76	120	144	66	pluie.	raideurs; 4 paniers à 24, 21, 18 et 16°.
24 juin.	Id.	17	31	35 $\frac{2}{4}$	38 $\frac{2}{3}$	76	120	144	62	t. incert. frais.	4 paniers à 24, 20, 18°; raideurs.
25 juin.	Id.	16	30	35 $\frac{1}{4}$	38 $\frac{3}{4}$	74	126	140	60	beau temps.	5 Pan. à 24, 22, 20, 18, 18°; raideurs moindres.
26 juin.	Id.	18	31	36	39	74	126	124	66	Id.	6 paniers; pas de raideurs.
27 juin.	Id.	22	30	36	38	72	126	92	62	temps chaud.	8 paniers; peu de réaction, sauf sueur.

Nota. — Pendant toute la durée du traitement, on a bu le matin avant déjeuner un à trois verres d'eau de soufre, coupée avec un peu de lait et prise à dose fractionnée dans le maillot et durant le temps de la réaction.

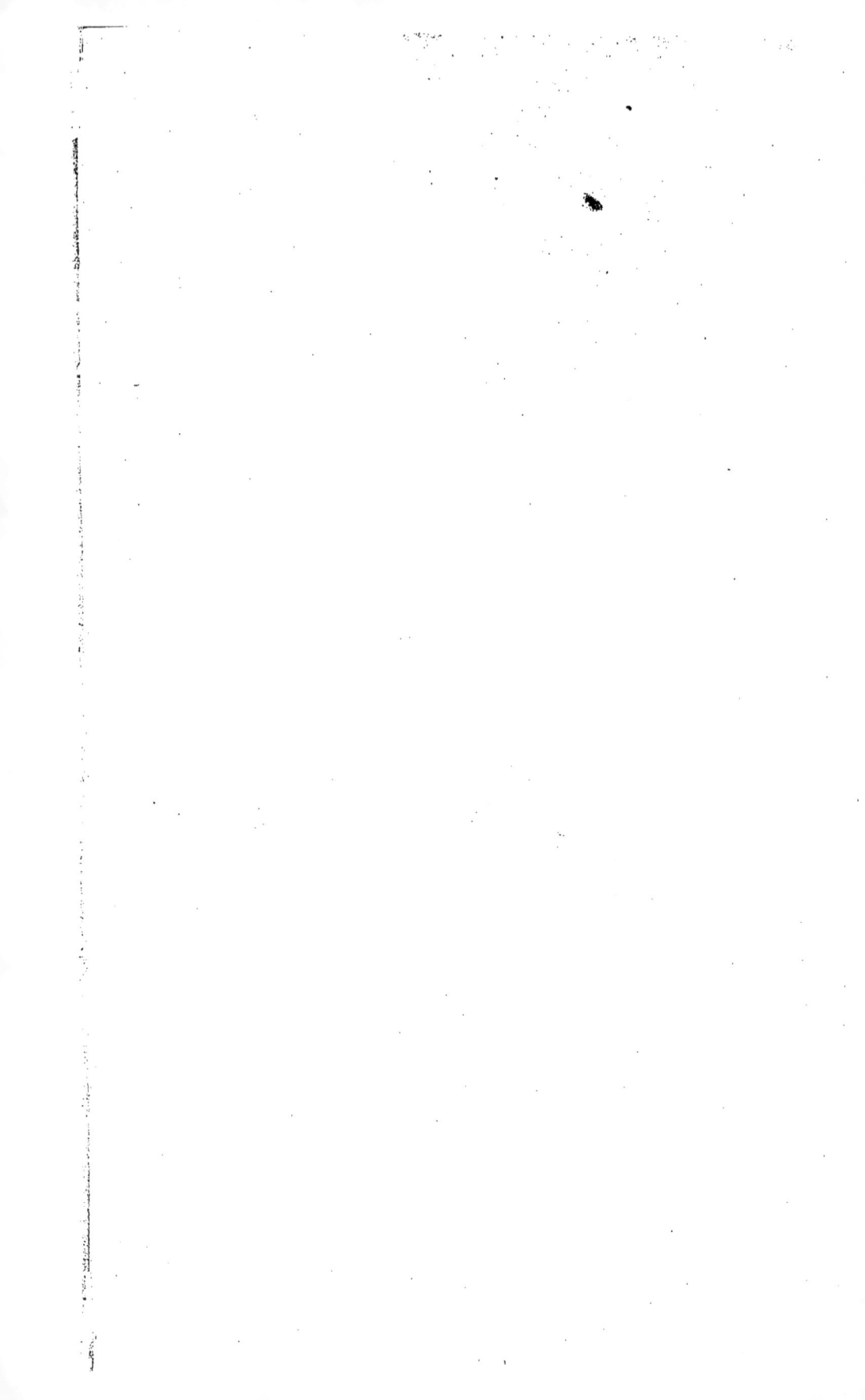

www.ingramcontent.com/pod-product-compliance
Lightning Source LLC
Chambersburg PA
CBHW062002200326
41519CB00017B/4643